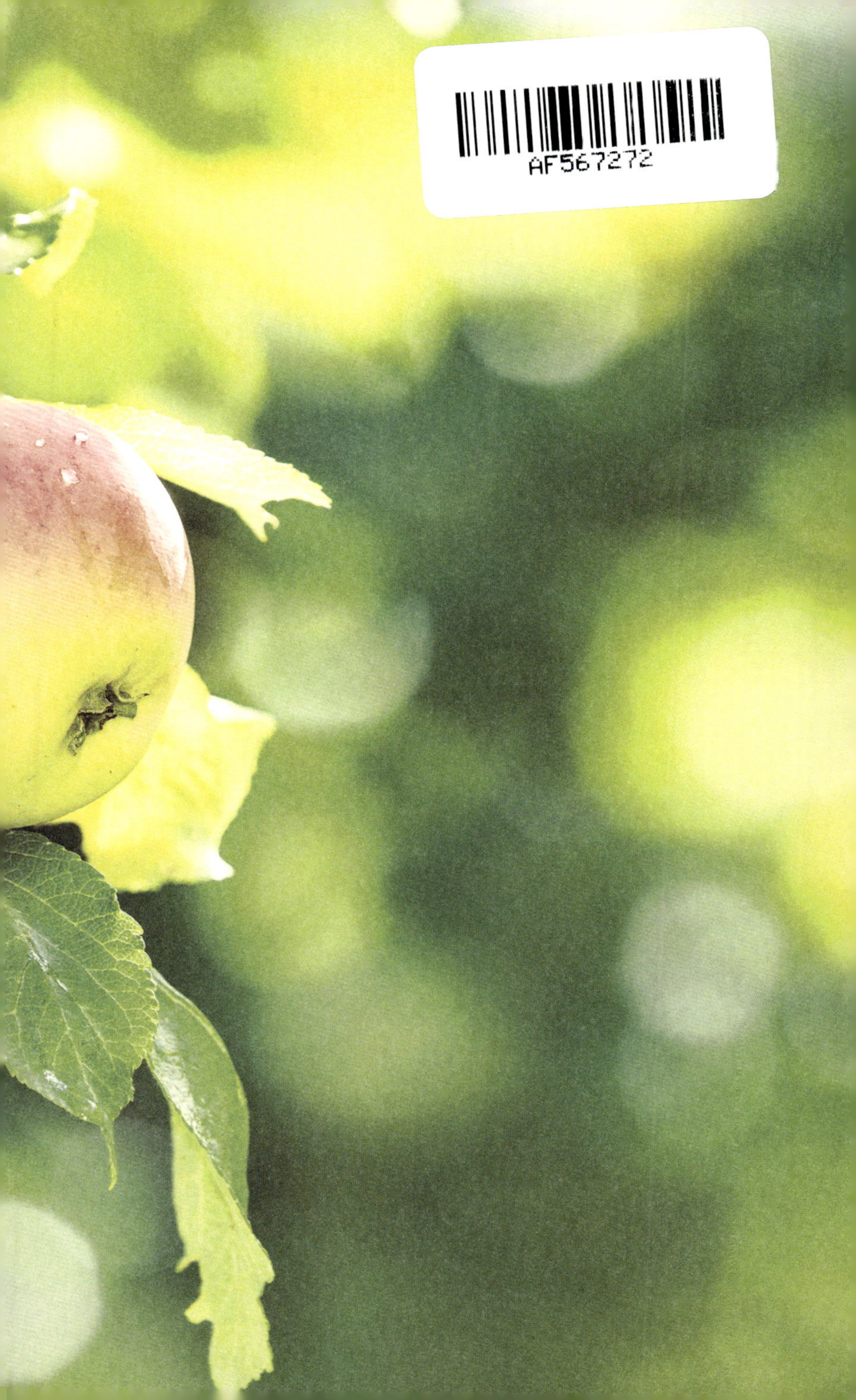

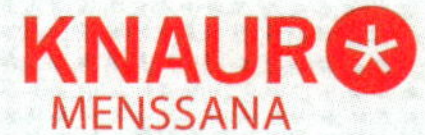
KNAUR
MENSSANA

Antje Maly-Samiralow

Die Apfel-Apotheke

Hausmittel zum Selbermachen

Traditionelle Heilrezepturen und neueste Forschungsergebnisse

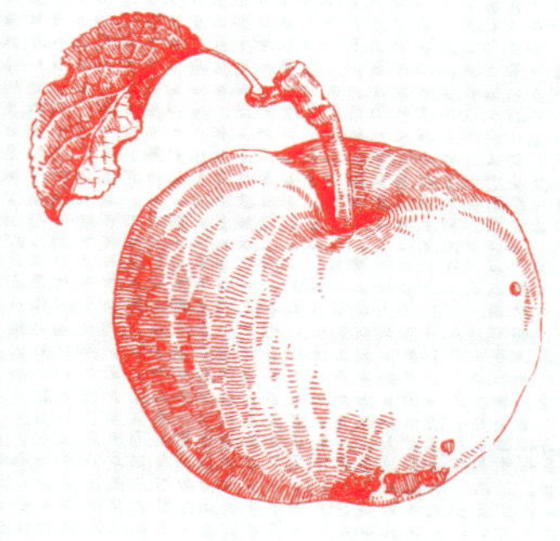

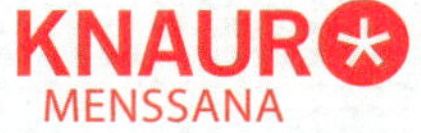

Besuchen Sie uns im Internet:
www.mens-sana.de

Aus Verantwortung für die Umwelt hat sich die Verlagsgruppe Droemer Knaur zu einer nachhaltigen Buchproduktion verpflichtet. Der bewusste Umgang mit unseren Ressourcen, der Schutz unseres Klimas und der Natur gehören zu unseren obersten Unternehmenszielen. Gemeinsam mit unseren Partnern und Lieferanten setzen wir uns für eine klimaneutrale Buchproduktion ein, die den Erwerb von Klimazertifikaten zur Kompensation des CO_2-Ausstoßes einschließt. Weitere Informationen finden Sie unter: www.klimaneutralerverlag.de

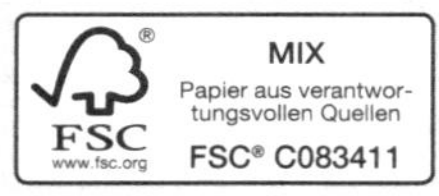

Originalausgabe Februar 2021

Ein Imprint der Verlagsgruppe
Droemer Knaur GmbH & Co. KG, München

Redaktion: Felicitas Holdau
Covergestaltung: atelier-sanna.com, München
Coverabbildung: Shutterstock.com / Lyubov Tolstova
Abbildungen im Innenteil: Shutterstock.com
Satz: Adobe InDesign im Verlag
Druck und Bindung: CPI books GmbH, Leck
ISBN 978-3-426-65873-4

5 4 3 2 1

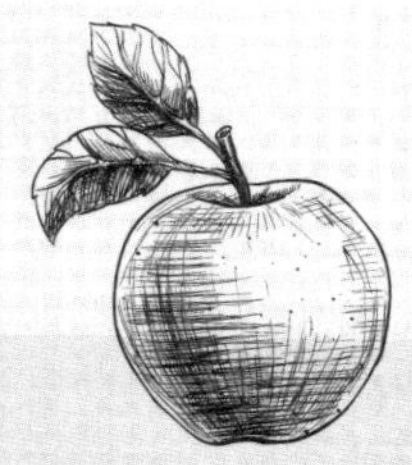

*Meiner Oma Elly, die aus nichts und
also auch aus Äpfeln die wohlschmeckendsten Gerichte
zu bereiten wusste und die mehr als nur einmal
mein Halsweh mit Apfelwickeln weggezaubert hat.
Meiner Mutter, die Tag um Tag Äpfel und
Karotten gerieben und durch ein Leintuch gepresst hat,
damit ihr Bay – das war ich anno 1967 –
im Winter keinen Vitaminmangel erlitt.
Meiner Freundin Renate, die sich zwar
standhaft weigert, mir einmal nur einen Kaiserschmarrn
mit Apfelmus zu machen, mich dafür aber
mit den leckersten und lockersten Apfelkuchen entschädigt,
die man sich nur erträumen kann.*

Glücklich, wer solche Menschen in seinem Leben weiß.

INHALT

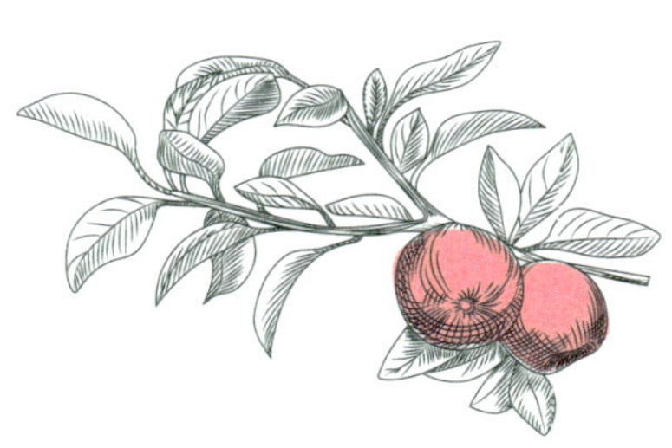

EIN TOAST AUF DEN APFEL, DEN KÖNIG DER FRÜCHTE!

»An apple a day keeps the doctor away!« Was so viel heißt wie: »Ein Apfel am Tag – und der Doktor bleibt, wo er mag.« Ein Versprechen, auf das sich unsere Vorfahren verließen, ein Rat, den viele zeit ihres Lebens beherzigten. Wie sonst sollte man seine Gesundheit schützen, wenn nicht mit den Gaben der Natur, den Früchten aus Wäldern und Gärten. Unsere Großmütter konnten nicht einfach in den Drogeriemarkt gehen und Nahrungsergänzungsmittel für Haut, Haare, Blutdruck und gegen gelegentliche Stimmungsschwankungen kaufen. Erstens waren die noch nicht erfunden, und zweitens hätten sie dafür nie und nimmer die sauer verdienten Groschen hergegeben. Sparsamkeit und nachhaltiges Haushalten waren nicht nur der allgegenwärtigen Armut geschuldet, sie galten als Tugend und waren einst eine Selbstverständlichkeit.

Selbstversorgung war das Gebot der Zeit. Wer einen Flecken Erde zur Verfügung hatte, zog eigenes Gemüse, baute Kartoffeln an und pflegte seine Obstbäume, von denen die allermeisten – Sie ahnen es – Äpfel trugen. Dies dürfte vor allem dem Umstand geschuldet gewesen sein, dass Äpfel äußerst robust und deshalb gut und vor allem lange lagerfähig sind. Und so kam es, dass der Apfel für viele Menschen die einzige Frucht war, mit der sie ihren Vitamin- und Mineralstoffbedarf decken konnten.

Zwar reiften in unseren Breitengraden auch Trauben, Pflaumen und Beeren. Doch deren Saison war nur von kurzer Dauer, und lagern ließen sich Himbeeren nun mal nicht, zumal in Zeiten, in denen man noch keine Gefrierschränke besaß. Bananen, Kiwis und Orangen wuchsen in fernen Ländern und kamen höchstens auf herrschaftliche Tafeln.

Unsere Großmütter waren im Übrigen nicht nur kundige Hausfrauen und wussten ihre Familien gesund zu verköstigen, sondern sie konnten auch viele kleine und größere Wehwehchen behandeln, ohne einen Arzt zurate ziehen zu müssen: mit einem Apfelwickel gegen Halsweh, geriebenen Äpfelchen gegen Durchfall oder einem Apfelschalentee bei Schlafstörungen. So hat es der Apfel nicht nur zu kulinarischen Weihen gebracht, sondern sich auch über Generationen hinweg als natürliches

Heilmittel bewährt – ein Wissensschatz, den es zu heben gilt, damit auch Sie das Potenzial dieser Frucht zum Wohle Ihrer eigenen Gesundheit und der Ihrer Familie nutzen können. Und vielleicht finden Sie ja Gefallen an Ihrer eigenen Apfel-Apotheke, probieren die Rezepte und Rezepturen aus, die ich für dieses Buch zusammengetragen habe.
Vielleicht können Sie künftig auf manch bittere Pille verzichten oder essen so viele Äpfel, dass Sie erst gar keine Pillen brauchen. Und wer weiß: Vielleicht pflanzen Sie eines schönen Tages sogar einen Apfelbaum.

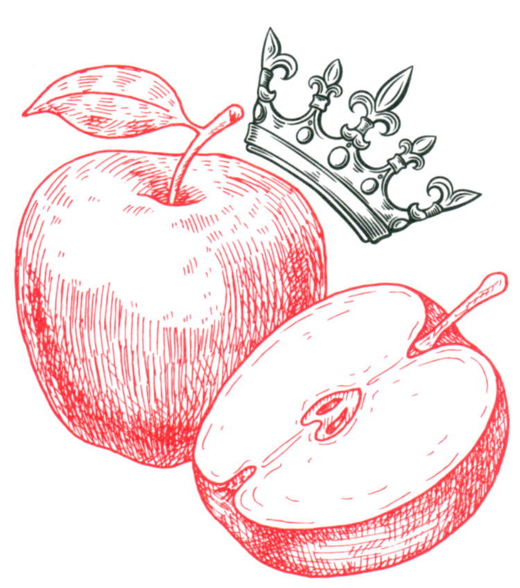

DER APFEL – EINE FRUCHT DER SUPERLATIVE

Das gilt nicht nur für die ideale Kombination an Nähr- und Vitalstoffen, die der Apfel bietet, weshalb er auch als das gesündeste Obst, ja als Superfood geadelt wurde. Kaum ein heimisches Obst liefert so viele Vitamine, Mineral- und sekundäre Pflanzenstoffe, und das bei gerade mal 58 kcal je 100 g (ein mittelgroßer Apfel wiegt etwa 150 g).
Verglichen mit anderen Obst- und Gemüsesorten weisen Äpfel ein höheres Potenzial auf, Krankheiten zu lindern oder ihnen vorzubeugen. Sie erinnern sich: *»An apple a day …«*

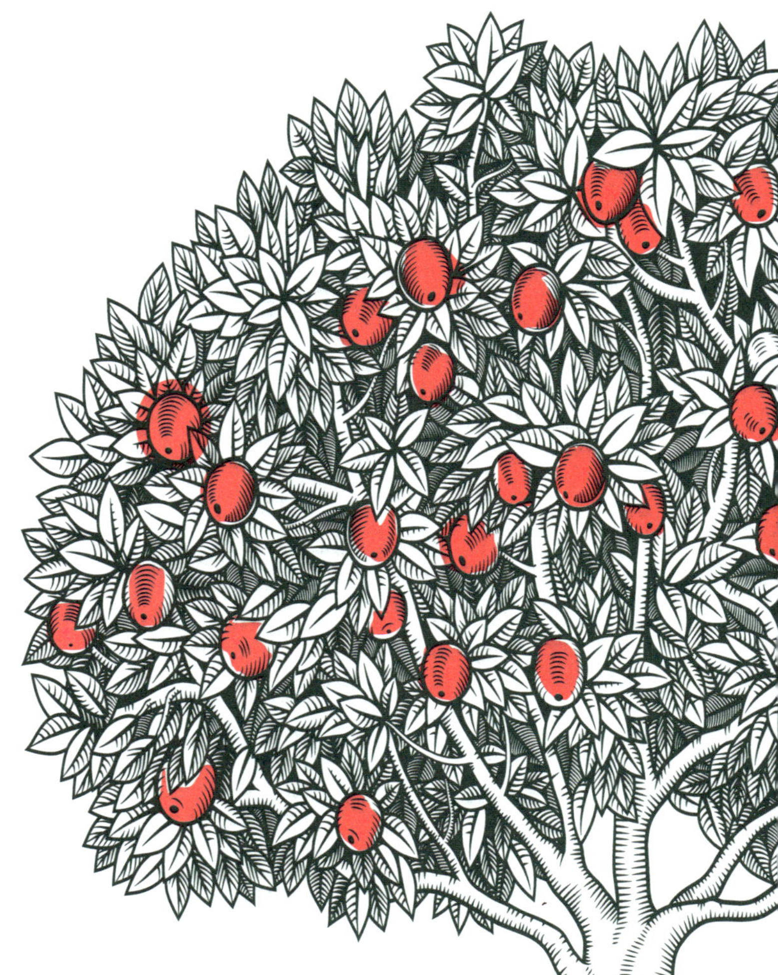

Der Apfel ist zudem ein überaus praktisches Früchtchen. Er ist der ideale Pausensnack – egal ob für die Wanderung, die Brotzeitbox der Kinder oder für einen langen Tag mit vielen Terminen, an dem man nicht weiß, ob und wann man zum Essen kommt. So ein Äpfelchen passt noch in die kleinste Tasche. Und wenn sich der Hunger bemerkbar macht, ist man froh, in einen knackigen *Prinz Albrecht von Preußen,* eine *Goldparmäne* oder eine *Rote Sternrenette* beißen zu können. Es gab eine Zeit, da war es bei Herrschaftens *en vogue,* edle Apfelsorten zu züchten oder züchten zu lassen. Und so findet man heute auf Streuobstwiesen lauter Prinzen, Herzöge und Geheimräte, leuchtend rot und saftig.

An die 20 000 Apfelsorten gibt es weltweit, gut 2000 allein in Deutschland, womit wir beim nächsten Superlativ wären: Keine Frucht wird bei uns so gern und so häufig verspeist. Auf durchschnittlich 130 Äpfel schaffen wir es im Schnitt pro Jahr. Damit sind wir eindeutig Weltspitze.

Für den passionierten Apfelbauer Eckart Brandt ist der Apfel das »deutscheste Obst« überhaupt. Nicht nur die enorme Beliebtheit des schmackhaften Kernobstes hat ihn dazu veranlasst, den Apfel so zu bezeichnen, sondern auch die Tatsache, dass er nun mal die Obstart ist, die in unseren Breiten am prächtigsten gedeiht. Schaut man gen Westen über die Grenzen, nach Frankreich oder Belgien, wo es im Schnitt zwei Grad wärmer ist als bei uns, findet man deutlich mehr Birnen als hierzulande. Was den Franzosen die Birne, ist uns Deutschen der Apfel, ein Nationalobst, wenn man so will.

Doch Eckart Brandt ist nicht nur Apfelbauer, er ist auch Apfelwissenschaftler, Pomologe, um bei der korrekten Bezeichnung zu bleiben. Die Pomologie, die man als Obstbaukunde bezeichnen kann, hat es sich zur Aufgabe gemacht, Obstsorten zu katalogisieren und neue Sorten zu züchten. Eckart Brandt sieht seine vordringliche

Mission darin, alte, in Vergessenheit geratene Apfelsorten vor dem Aussterben zu bewahren, weil Äpfel nun mal ein Kulturgut sind und weil viele alte Sorten gesünder sind als die Neuzüchtungen, die in Supermärkten angeboten werden.
Ich schätze mich glücklich, dass ich Eckart Brandt dazu überreden konnte, unsere Apfel-Apotheke mit seinem Fachwissen über die Vorzüge alter Apfelsorten zu bereichern.

Tipp von Eckart Brandt

»Ich würde jedem, der gerne Äpfel isst, zum Verzehr alter Sorten raten. Erstens sind die geschmacklich viel interessanter und vor allem abwechslungsreicher als die wenigen Sorten, die Sie im Supermarkt kriegen und die oft sehr schal schmecken. Zweitens enthalten alte Sorten häufig mehr Vitamine und sekundäre Pflanzenstoffe, vor allem Polyphenole, und sind damit auch für Apfelallergiker besser verträglich. Drittens müssen alte Sorten nicht gespritzt werden und sind folglich nicht mit Pflanzenschutzmitteln belastet. Wer sein eigenes Obst anbauen will, der hat mit den Neuzüchtungen ohnehin keine Freude, weil die Bäume bis zu 30-mal gespritzt werden müssen, damit sie überhaupt Früchte tragen. Und wer will in seinem Obstgarten schon mit Gift hantieren, noch dazu, wenn die Kinder unter dem Apfelbaum spielen? Auch gegen Pilzbefall oder andere Schädlinge muss man alte Sorten nicht behandeln. Die meisten sind so robust und pflegeleicht, dass sie keine Flecken oder Schorf kriegen. Und die Äpfel mit Flecken kann man ja zum Entmosten geben.
Zu den beliebtesten überregionalen Apfelsorten, die quasi in ganz Deutschland gedeihen, zählen die Goldparmäne, der sehr ertragreiche Prinz Albrecht von Preußen und der lange lagerfähige und vielfältig einsetzbare Boskoop.«

Es spricht also einiges dafür, alte Apfelsorten auszuprobieren und dabei ganz neue Geschmacksrichtungen zu entdecken. In der Rubrik Bezugsquellen am Ende dieses Buches finden Sie aktuelle Listen mit Obstbauern, die alte Sorten vermarkten.

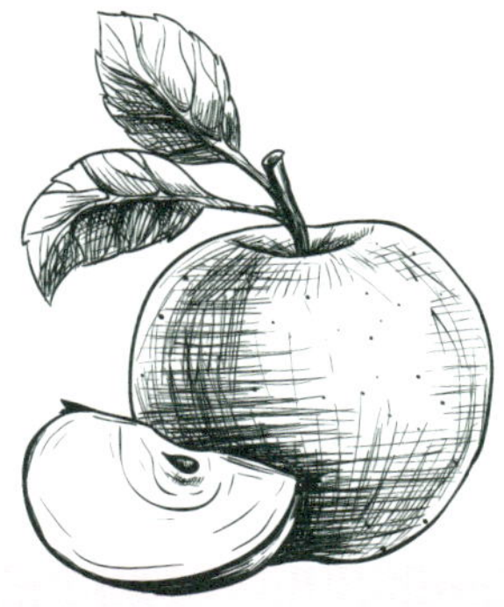

Praxistipp: Alte und neue Sorten

Auch wenn alte Sorten für Allergiker verträglicher sind und zum Teil mehr Mineralien sowie sekundäre Pflanzenstoffe enthalten, muss man auf konventionelle oder biologisch angebaute Äpfel nicht verzichten. Denn Äpfel sind per se gesund und nahrhaft. Das gilt selbstverständlich auch für Supermarktäpfel.

Abgesehen davon kann die gesamte Bevölkerung – vorausgesetzt, alle Bundesbürger essen Äpfel, was ich jedem ans Herz legen möchte – nicht mit alten Sorten versorgt werden. Dafür gibt es schlicht und ergreifend nicht genügend Streuobstwiesen und Obstgärten mit alten Sorten. Hinzu kommt, dass die heutigen Lagermöglichkeiten eine gute Versorgung gewährleisten. Kurzum: Jeder Apfel ist besser als kein Apfel.

Von konventionellen Äpfeln sollte man vielleicht mehr essen als von alten Sorten, um eine ausreichend hohe Konzentration der im Apfel enthaltenen gesundheitlich relevanten Substanzen aufzunehmen. Das hieße, dass man das alte Sprichwort wie folgt abwandeln müsste in: *Two apples a day keep the doctor away.*

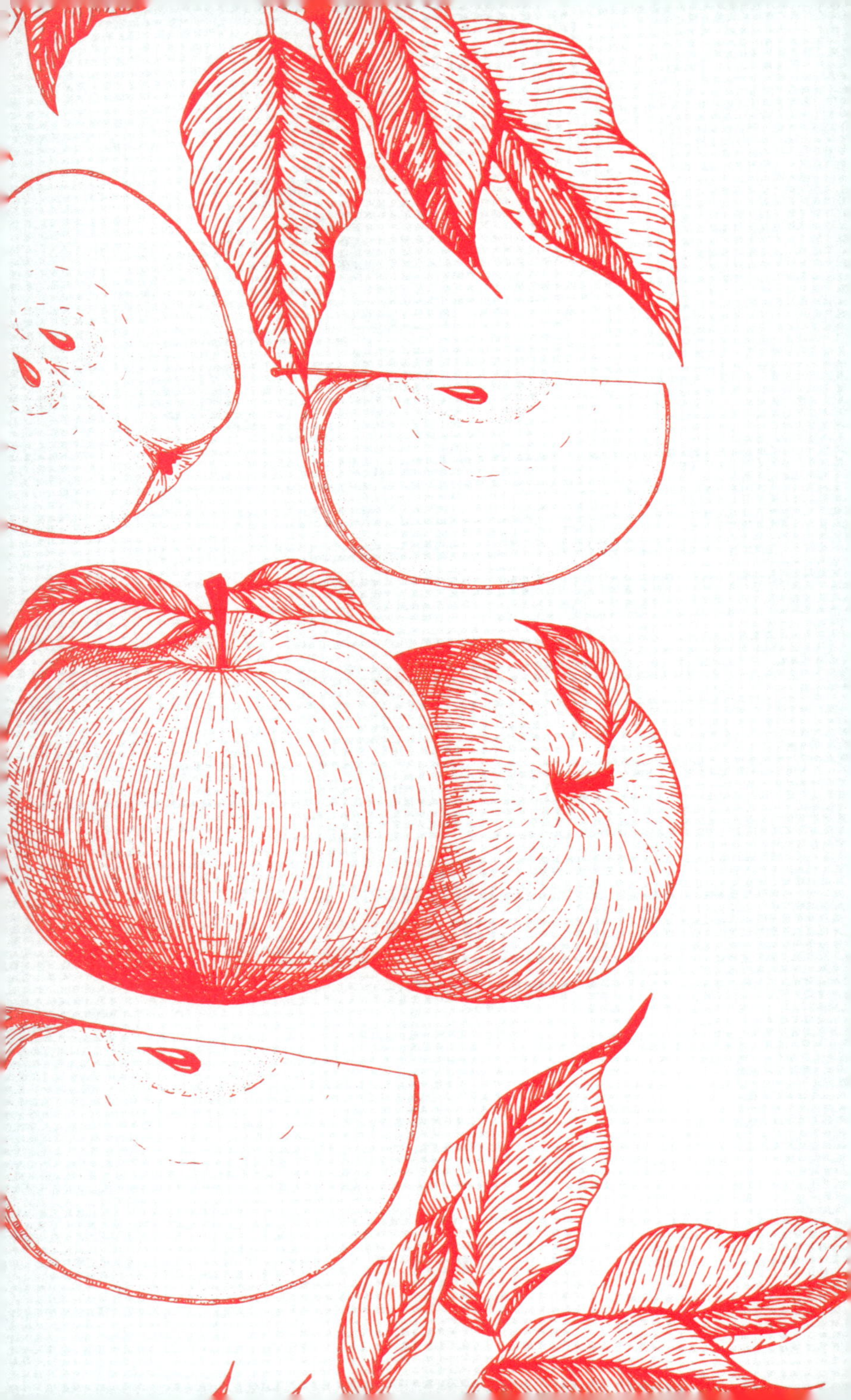

HEILWISSEN APFEL

Was ist drin im Apfel?
Und warum ist er so gesund?

Der Apfel besticht durch eine optimale Zusammensetzung von Makro- und Mikronährstoffen. Er besteht – je nach Sorte und Lagerzeit – zu gut 85 Prozent aus Wasser. Aber dieses Wasser hat es in sich. Es enthält so viele lebenswichtige Mineralien und Vitamine, dass man – wollte man ein solches Wasser käuflich erwerben – sehr viel Geld dafür bezahlen müsste. Ein guter Apfel kostet ungefähr 60 Cent. Das ist vergleichsweise wenig Geld, wenn man bedenkt, was man dafür bekommt. Eine gute Investition in die Gesundheit.

VITAMINE IN FÜLLE

Unser Organismus ist auf Vitamine angewiesen, damit die Körperfunktionen gewährleistet sind und wir gesund bleiben. Schließlich steht die erste Silbe »Vita« für Leben.

Bis auf wenige Ausnahmen müssen Vitamine mit der Nahrung zugeführt werden, weil der Körper sie nicht selbst bilden kann. Es gibt wasserlösliche und fettlösliche Vitamine. Erstere – zu denen die B-Vitamine (bis auf B_{12}) sowie Vitamin C gehören – kann der Körper nicht speichern, und sie müssen deshalb regelmäßig zugeführt werden. Fettlösliche Vitamine – wie A, D, E und K – können hingegen gespeichert werden. Weil diese Mikronährstoffe äußerst sensibel auf Licht und Hitze reagieren, landet am Ende nur noch ein Bruchteil auf dem Teller. Vor allem denaturierte Kost, aber auch falsch und zu lange gegarte Lebensmittel enthalten kaum noch Vitamine.

Vitaminmangel kann eine gewisse Zeit vom Körper toleriert werden. Fehlen Vitamine dauerhaft, schaltet der Organismus auf Sparflamme. Der Mensch wird müde, kraftlos, und die Stimmung geht in den Keller. Am Ende drohen schwere Erkrankungen. Skorbut, die sogenannte Mundfäule, war eine unter Seefahrern gefürchtete Krankheit, verursacht durch den Mangel an Vitamin C. Hätten die Handelsschiffe seinerzeit Äpfel als Proviant geladen, wären die Matrosen nicht zahnlos von ihren Reisen zurückgekehrt, denn Äpfel enthalten richtig viel Vitamin C.

Doch der Reihe nach. Denn vor C kommt bekanntlich A.

VITAMIN A FÜR AUGEN UND ZELLSCHUTZ

Ich sage es gleich vorweg: In Sachen Vitamin A macht der Apfel eher keine so gute Figur. Da sind ihm farbintensive Obst- und Gemüsesorten wie Karotten, Paprika, Spinat, aber auch Mangos und Honigmelonen deutlich überlegen. Der Vollständigkeit halber führe ich dieses Vitamin trotzdem auf, zumal es ein klassisches Apfelrezept gibt, das mit richtig viel Vitamin A punkten kann und extrem gesund ist.

Reines Vitamin A kommt nur in tierischen Lebensmitteln vor, und zwar als Retinol. Die in Äpfeln und generell in Pflanzen steckende Substanz Betacarotin sowie andere Carotinoide werden als Provitamine bezeichnet, weil der Körper sie erst zu Vitamin A umbauen muss. Der Vollständigkeit halber sei gesagt, dass auch das in tierischen Lebensmitteln vorkommende Retinol aus Carotinoiden gebildet wurde, und zwar aus Pflanzen, die die Tiere zuvor verspeist haben.

Im Volksmund ist Vitamin A auch als Augenvitamin bekannt, da es für eine gesunde Sehfunktion wichtig ist. Eine Mangelversorgung mit Vitamin A kann unter anderem zu Nachtblindheit führen.

Vitamin A ist auch am Zellwachstum beteiligt und sorgt für gesunde Haut und Schleimhäute. Darüber hinaus ist es ein potentes Antioxidans, das die Zellen schützt und frühzeitiger Alterung vorbeugt.

Eine weitere Bedeutung kommt dem Vitamin in Bezug auf Atemwegserkrankungen zu. Vitamin A schützt das Epithelgewebe der Lunge und macht sie widerstandsfähiger gegen Infektionen.

Der Tagesbedarf erwachsener Männer liegt bei 1 mg und der von Frauen bei 0,8 mg Retinoläquivalent. Ein durchschnittlicher Apfel von 150 g enthält etwa 0,044 mg Betacarotin, das, wenn es im Körper umgewandelt wurde, ungefähr 0,0073 mg Retinol ergibt. Das deckt 0,73 Prozent des täglichen Vitamin-A-Bedarfs ab. Bei zwei Äpfeln käme man auf 1,5 Prozent; nicht gerade viel.

Die Mischung macht's

Weil Äpfel nun mal keine allzu ergiebige Vitamin-A-Quelle sind, empfiehlt es sich, sie mit Lebensmitteln zu kombinieren, die deutlich mehr davon enthalten. Denn das A und O einer gesunden Ernährung ist die richtige Kombination von Nahrungsmitteln, damit man von allen lebenswichtigen Nähr- und Vitalstoffen ausreichend zu sich nimmt und keinen Mangel erleidet.

Wer glaubt, davor gefeit zu sein, wird sich wundern. Die Zahl der über- und gleichzeitig mangelernährten Menschen nimmt in den westlichen Industrieländern zu. Schuld ist eine zunehmend denaturierte Ernährung mit Junkfood. Wann hat es das je gegeben: adipöse Schulkinder, die einen Diabetes mellitus entwickeln? Früher war die Zuckerkrankheit ein Leiden des Alters. Heute erkranken immer jüngere Bevölkerungsschichten daran.

Um dem und anderen Zivilisationserkrankungen vorzubeugen, gehört täglich ein Apfel auf den Tisch. Und damit die Apfelkost nicht nur gesund, sondern auch abwechslungsreich und vor allem lecker ist, habe ich einen waschechten Sternekoch gebeten, Rezepte zu kreieren, mit denen Sie apfelmäßig gut durch die Woche kommen.

Steffen Metzger arbeitet als Sternekoch im Chiemgau, zweifelsohne eine der schönsten Regionen Oberbayerns. Viele Jahre hat er die Küche in der Residenz Aschau verantwortet und kümmert sich jetzt um die kulinarischen Bedürfnisse der Gäste im Gut Edermann in Theisendorf. Auch hier setzt Steffen Metzger auf regionale Küche mit heimischen Zutaten. Jetzt im Frühling blühen die Apfelbäume auf den Wiesen des Chiemgaus in Weiß und Rosé.

Die erwachende Natur hat den passionierten Küchenchef zu einem Salat inspiriert, der munter macht, die Haut strafft, sie rosig und gesund erscheinen lässt und richtig viel Vitamin A enthält.

Apfel-Karotten-Salat

Leindotteröl sorgt hier dafür, dass das Provitamin, das in den Äpfeln, vor allem aber in den Karotten steckt, vom Körper in Vitamin A umgewandelt werden kann. Das Öl ist zudem reich an entzündungshemmenden Omega-3-Fettsäuren.

Zutaten:

3 Äpfel
8 Karotten
15 ml Apfelessig
5 g Honig
10 g Steinsalz
10 ml Leindotteröl
(nach Möglichkeit Zutaten in Bioqualität wählen)

Zubereitung:

1. Äpfel und Karotten reiben.
2. Essig, Honig und Salz verrühren. Die Marinade über die geriebenen Äpfel und Karotten geben und ca. 1 Stunde ziehen lassen.
3. Zum Schluss das Öl zugeben und den Salat servieren.

TIPP

Den Salat mit etwas eingelegtem Sushi-Ingwer bestreuen und mit frischem Koriander garnieren. Das verleiht dem Gericht eine exotische Note, und Ingwer ist ein Gesundbrunnen für sich.

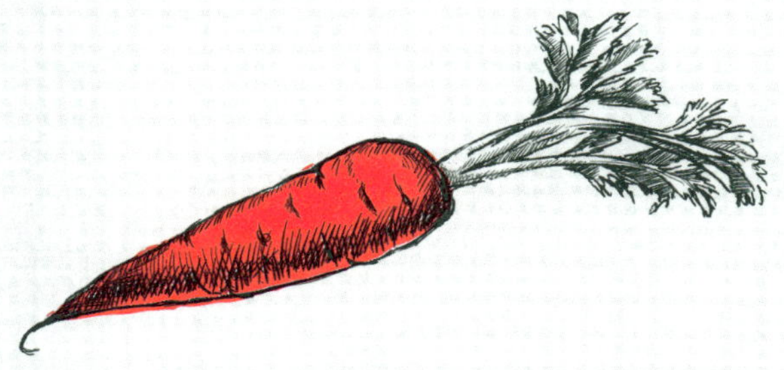

B-VITAMINE ZUR ENERGIEVERSORGUNG

B-Vitamine spielen eine wichtige Rolle bei der Energieversorgung des Körpers. In den Mitochondrien, den Kraftwerken der Zellen, dienen sie als Vorstufe für Coenzyme, die für die Energiegewinnung aus Proteinen, Kohlenhydraten oder Fetten notwendig sind. Sie sind am Zellwachstum, an der Zellteilung sowie an der Regeneration der Nerven beteiligt. Und sie sorgen für die Synthese von Botenstoffen, ohne die wir weder Glück empfinden noch uns konzentrieren könnten.

Ein Mangel an B-Vitaminen schlägt sich in Erschöpfungszuständen und Leistungsabfall nieder, aber auch in neurologischen Ausfällen wie Gedächtnis- und Konzentrationsstörungen. Da die B-Vitamine einander zum Teil in ihrer Wirkung bedingen und meist gemeinsam in Lebensmitteln vorkommen, bezeichnet man sie auch als Vitamin-B-Komplex. Äpfel enthalten nicht alle, aber einige davon.

B_1 – Thiamin

Thiamin spielt eine wichtige Rolle im Zuckerstoffwechsel sowie bei der Reizweiterleitung zwischen den Nervenzellen. Eine dramatische Folge von B_1-Mangel ist die Beri-Beri-Krankheit. Zwar tritt diese Erkrankung vorwiegend in den armen Regionen dieser Welt auf, in denen sich Menschen weitestgehend von weißem Reis ernähren. Aber es zeichnen sich auch in den Industrienationen Tendenzen eines Vitamin-B_1-Mangels ab, da hier zunehmend denaturierte Nahrung mit viel Weißmehlprodukten und Zucker die Einkaufskörbe füllt. Leichte Formen eines Mangels machen sich durch Müdigkeit, Gedächtnisstörungen, Reizbarkeit und Schlafstörungen bemerkbar. Schwerere Verläufe sind durch Muskelschwäche, Krämpfe, Kribbeln in den Zehen sowie Flüssigkeitsansammlungen in den Beinen und der Lunge gekennzeichnet. Ein Apfel steuert etwa 5 Prozent des täglichen Vitamin-B_1-Bedarfs bei, was durchaus als ordentlich bezeichnet werden darf.

Der regelmäßige Verzehr von Äpfeln in Kombination mit Vollkorngetreide, beispielsweise im Frühstücksbrei, kann helfen, Mangelerscheinungen vorzubeugen. Dinkel- oder Haferflocken eignen sich besonders gut, weil sie den Cholesterinspiegel senken, für einen ausgeglichenen Blutzucker sorgen und stimmungsaufhellend wirken. Ein Rezept für Habermus, den traditionellen Dinkelbrei nach Hildegard von Bingen, finden Sie genau wie eines für Haferbrei in diesem Buch.

B_2 – Riboflavin

Auch Vitamin B_2 ist in die Verstoffwechslung von Fetten, Eiweißen und Kohlenhydraten sowie in die Bereitstellung von Energie in den Körperzellen eingebunden und steuert die Zellentgiftung. Riboflavin ist zudem an der Bildung von Glutathion beteiligt, einem wichtigen Antioxidans.
Da es in Heilungsprozesse der Haut eingreift, macht sich ein Mangel an Riboflavin durch gerissene Haut an Augen, Nase und Mundwinkeln sowie spröde Lippen bemerkbar. Auch Sehstörungen sowie eine erhöhte Empfindlichkeit gegenüber grellem Licht können Anzeichen eines solchen Mangels sein. Ein Apfel deckt etwa 3 Prozent des Tagesbedarfs an Vitamin B_2.
Wer etwaigen Mangelerscheinungen vorbeugen möchte, kann Äpfel mit Lebensmitteln kombinieren, die deutlich mehr Riboflavin enthalten. Dazu zählen Eier, aber auch Nüsse und Milchprodukte. Und was macht man aus so guten Zutaten? Richtig: einen Apfelkuchen. Der stärkt die Nerven und sorgt für ein gutes Energielevel. Der Duft eines ofenwarmen Apfelkuchens weckt Erinnerungen an Mamas Küche und an eine wonnige Kindheit. Beides ist Balsam für die Seele.

Walnuss-Apfelkuchen

Dieses Rezept ist bewusst einfach gehalten und gelingt auch unerfahrenen Bäckern. Meine Mutter zauberte diesen Kuchen gern, wenn sich unerwartet Besuch ankündigte und sie zum Kaffee etwas Süßes kredenzen wollte, das nicht aus der Keksdose kam.

Zutaten:

4 kleine säuerliche Äpfel (zum Beispiel Elstar oder noch besser Gravensteiner)
400 g Walnüsse
240 g Zucker
150 ml Öl (Sonnenblumen- oder Rapsöl)
4 Eier
1 Päckchen Vanillezucker
300 g Mehl
1 Päckchen Backpulver
3 TL Zimt
etwas Puderzucker zum Bestäuben

Zubereitung:

1. Die Äpfel waschen, entkernen und in kleine Stücke schneiden. Die Walnüsse grob hacken.
2. Den Ofen auf 190° vorheizen.
3. Zucker, Öl, Eier und Vanillezucker schaumig rühren. Mehl, Backpulver und Zimt hinzugeben. Zuletzt die Äpfel und Walnüsse untermischen.
4. Eine Springform ausfetten und den Teig hineinfüllen. Im Ofen 60 Minuten lang backen.
5. Den Kuchen abkühlen lassen und mit Puderzucker bestäuben.

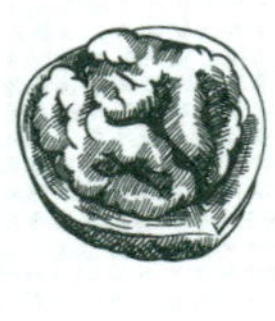

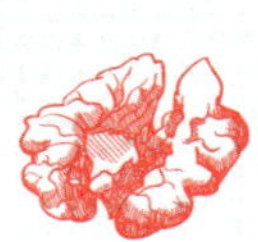

B_6 – Pyridoxin

Für eine optimale Funktion von Herz, Leber und Gehirn brauchen wir Vitamin B_6. Weil es bei allerlei Frauenleiden eingesetzt wird, etwa zur Linderung von Wechseljahrsbeschwerden oder bei Menstruationsschmerzen, bezeichnet man es im Volksmund auch als Frauenvitamin. Ein Mangel macht sich unter anderem durch Erschöpfung und Reizbarkeit sowie Entzündungen im Mundraum bemerkbar. Allerdings ist dieses Vitamin in vielen Lebensmitteln sowohl tierischen als auch pflanzlichen Ursprungs vorhanden, weshalb Mangelerscheinungen eher die Seltenheit sind.
Ein Apfel deckt etwa 13 Prozent des täglichen Bedarfs an Pyridoxin ab.

VITAMIN C – ASCORBINSÄURE FÜR IMMUNSYSTEM UND BINDEGEWEBE

Kaum einem Vitamin kommen so viele Aufbau-, Regulations- und Schutzfunktionen zu: Es sorgt für ein funktionsfähiges Immunsystem und die Aufnahme von Eisen aus der Nahrung, für gesunde Haut, Knochen, Zähne und Bindegewebe. Ascorbinsäure schützt den Organismus vor Krankheitserregern und freien Radikalen und wird sowohl bei Atemwegsinfekten als auch in der Krebstherapie eingesetzt.
Bei diesem Supervitamin kann der Apfel richtig punkten. Gut 15 Prozent des täglichen Bedarfs lassen sich mit einer durchschnittlich großen Frucht decken. Der hier zugrunde gelegte Wert von 10 mg Vitamin C je 100 g Apfel entspricht den Angaben der Deutschen Gesellschaft für Ernährung. Weil das Vitamin weitestgehend unter der Schale sitzt, sollte man Äpfel ungeschält essen.

Apfel ist nicht gleich Apfel

Der Vitamin-C-Gehalt kann je nach Sorte sehr unterschiedlich sein (siehe Tabelle). Vor allem alte Sorten enthalten zum Teil deutlich mehr Ascorbinsäure als Neuzüchtungen. Doch auch bei handelsüblichen Tafeläpfeln differiert die Vitamin-C-Konzentration.

Der Gehalt kann selbst innerhalb einer Sorte stark schwanken. Das hängt unter anderem vom Standort der Bäume ab – ob sie eher im Schatten oder in der Sonne stehen –, aber auch von den klimatischen Verhältnissen im Erntejahr. Je mehr Sonne, desto mehr Vitamin C.
Auch die Lagerung beeinflusst den Vitamin-C-Gehalt. Wie Äpfel fachgerecht gelagert werden, erklärt der Apfelspezialist Eckart Brandt im Kapitel »Die richtige Lagerung«.

Apfelsorten nach Vitamin-C-Gehalt gestaffelt

Apfelsorte	Vitamin-C-Gehalt in mg je 100 g Apfel
Ribston Pepping	30,6
Apfel aus Croncels	18–40
Goldrenette Freiherr von Berlepsch	11–38
Ontario	16–36
Braeburn	19–30
Jonagold	14–28
Ananasrenette	21,1
Goldparmäne	10–24
Idared	18–23
Gala	7–19
Roter Boskoop	5–18
Golden Delicious	5–17
Weißer Klarapfel	12–15,3
Prinz Albrecht von Preußen	7–13
Elstar	3–11
Granny Smith	0,1–4

Quelle: BUND Lemgo; weitere Quellen: Institut für Chemie und Biologie (ICB) – Bundesforschungsanstalt für Ernährung, Karlsruhe, Ökotest. Die komplette Aufstellung finden Sie auf der Website des BUND Lemgo, siehe Anhang »Weitere Webadressen«.

VITAMIN E – TOCOPHEROL FÜR DEN ZELLSCHUTZ

Neben den Vitaminen A und C zählt Tocopherol zu den stärksten Antioxidantien, die unsere Zellen vor oxidativem Stress und damit einhergehenden Schädigungen schützen. Im Handel werden zahlreiche Nahrungsergänzungsmittel unter dem Namen ACE als Zellschutz angepriesen. Äpfel liefern diesen Zellschutz in natürlicher Form und zudem mit einer deutlich höheren Bioverfügbarkeit.

Dass frische Lebensmittel gegenüber synthetischen Vitaminpräparaten punkten, beruht unter anderem darauf, dass Nährstoffe – Proteine, Fette, Ballaststoffe, Vitamine, Mineralien und sekundäre Pflanzenstoffe – im natürlichen Zusammenspiel viel besser vom Körper aufgenommen und verwertet werden können als isolierte Wirkstoffe. Darüber hinaus kann man sich an Äpfeln nicht überessen, es sei dann, man äße 100 davon. Bei isolierten Vitaminen lassen sich unerwünschte Überdosierungen hingegen nicht ausschließen. Das weiß keiner besser als Deutschlands bekanntester Ernährungsmediziner Dr. Matthias Riedl.

Tipp von Dr. Matthias Riedl

»Studien zeigen ganz deutlich, dass natürliche Vitaminlieferanten wie Obst und Gemüse der Gesundheit zuträglicher sind als synthetische Nahrungsergänzungsmittel. Während künstliche Vitaminpräparate zum Teil mit schwerwiegenden Nebenwirkungen einhergehen können, schützen natürliche Vitalstoffe den Organismus vor Erkrankungen.

Eine Untersuchung konnte beispielsweise zeigen, dass mit der Nahrung aufgenommenes Vitamin C die Entwicklung der Augenerkrankung grauer Star verhindern kann, während isoliertes Vitamin C dazu nicht in der Lage ist. Deshalb würde ich einen Apfel immer einem Vitaminpräparat vorziehen, weil Vitamine und Mineralstoffe in der Frucht in einem ausgewogenen Verhältnis vorliegen, von dem der Organismus profitiert und das ihn garantiert nicht schädigt. Abgesehen davon enthalten Äpfel jede Menge sekundäre Pflanzenstoffe, deren Nutzen für die Gesundheit wir zunehmend besser verstehen.«

VOLKSMEDIZIN UND MODERNE WISSENSCHAFT

Der Apfel zählt zu den ältesten Früchten, die wir kennen. Man darf davon ausgehen, dass Wildäpfel *(Malus sieversii)* schon vor Millionen Jahren wuchsen und von Menschen, aber auch von Tieren verspeist wurden.

Aus ihrem Ursprungsgebiet, den mittelasiatischen Gebirgen zwischen China und Kasachstan, gelangte die Frucht nach Griechenland, dem Hort der Antike. Und so nimmt es nicht wunder, dass der Apfel in die griechische Mythologie Einzug hielt. Die goldenen Äpfel der Hesperiden sollten den Göttern ewige Jugend verleihen. Ob Aussehen, Duft, Geschmack oder die vom Apfel ausgehende Wirkung dafür ausschlaggebend waren, ist nicht überliefert. Doch so viel steht fest: Der Apfel hatte es den Griechen angetan. Athleten, die bei den pythischen Spielen Siege errangen, erhielten einen Apfel als Trophäe. Brautleute aßen beim Eintritt in die Brautkammer einen Apfel, auf dass sie mit Nachwuchs gesegnet würden.

EINE APHRODISIERENDE FRUCHT

In der Antike galt der Apfel als Aphrodisiakum und avancierte schließlich zum Fruchtbarkeitssymbol schlechthin.

Mittlerweile gibt es wissenschaftliche Hinweise, dass und warum Äpfel die sexuelle Lust stimulieren. Wissenschaftler des Santa-Chiara-Krankenhauses im italienischen Trient fanden in einer Studie mit 731 Frauen heraus, dass der tägliche Konsum von ein bis zwei oder mehr Äpfeln offenkundig das Lustverhalten steigert, zumindest beurteilten die befragten Frauen das so. Als Erklärungsansatz diskutierten die Wissenschaftler eine bessere Durchblutung im Genitalbereich der Frauen, hervorgerufen durch Polyphenole und Antioxidantien.

Eine besondere Rolle kommt in diesem Zusammenhang Phloridzin zu, einem Phytoöstrogen, das dem weiblichen Sexualhormon Estradiol in seiner Struktur ähnelt und eine relativ starke östrogene Aktivität ent-

faltet, was sich unter anderem in einer Durchfeuchtung der Vaginalschleimhaut bemerkbar macht. Das könnte erklären, warum sich der Apfelkonsum der Studienteilnehmerinnen durch gesteigerte Lust und ein erfülltes Sexualleben bemerkbar machte.
Doch die Menschen der Antike wussten den Apfel auch bei herkömmlichen Leiden zu nutzen, etwa bei Übelkeit, Durchfall, einem schwachen Herzen oder einer Neigung zur Fettleibigkeit.

ÄPFEL STATT SCHLAFTABLETTEN

Zur Förderung eines erholsamen Schlafes empfahl man den Genuss eines Apfels vor dem Zubettgehen, weil von ihm eine beruhigende Wirkung ausgehe. Und so hat die Frucht denn auch als »Schlafapfel« Einzug in die Volksmedizin gehalten. Heute wissen wir, dass der Apfel gesunde Ballaststoffe enthält, die für eine gleichmäßige Verteilung des Blutzuckers während der Nacht sorgen und uns dadurch ruhiger schlafen lassen. Doch auch ein Tee aus Apfelschalen beruhigt und hilft beim Einschlafen. Apfelschalentees sind im Handel erhältlich, können aber ebenso selbst gemischt werden.

Eine Rezeptur vom Apotheker

Als Apotheker im Ruhestand hat es sich Peter Schultes aus dem bayerischen Altomünster zur Aufgabe gemacht, Rezepturen aus der Kloster- und Volksmedizin auszugraben und in Heil- und Pflegeprodukte einfließen zu lassen.
Zwar konnten die Ordensbrüder und -schwestern seinerzeit die Inhaltsstoffe der Pflanzen und Kräuter, mit denen sie heilten, nicht pharmakologisch analysieren. Aber sie waren gute Beobachter und wussten, welches Kraut gegen welches Leiden hilft. Heute bezeichnen wir das als Erfahrungsmedizin – nicht die schlechteste Medizin, findet Peter Schultes. Und weil Apfelbäume quasi in jedem Klostergarten wuchsen, wurden nicht nur die Früchte verwertet, sondern fast alles, was der Baum hergab. Hier Peter Schultes' Rezeptur für einen Schlaftee:

Apfelschalentee

Zutaten:

5 mittelgroße Äpfel
½ TL gemahlener Koriander
½ TL Zimtpulver

Vorbereitung:

1. Die Äpfel so dick schälen, dass ein bisschen Fruchtfleisch an der Schale verbleibt. Die Schale mit einem Küchenmesser grob zerhacken.
2. Die Schalenstücke auf ein mit Backpapier bedecktes Backblech legen und ca. 2 Tage lang trocknen lassen.

Zubereitung einer Tasse Tee:

1. 250 ml Wasser zum Kochen bringen und auf etwa 80° abkühlen lassen.
2. 1 EL getrocknete Apfelschalen mit ½ TL gemahlenem Koriander und ½ TL Zimtpulver vermischen und mit dem heißen Wasser übergießen. Den Sud 3 Minuten ziehen lassen, abseihen und warm vor dem Zubettgehen trinken.

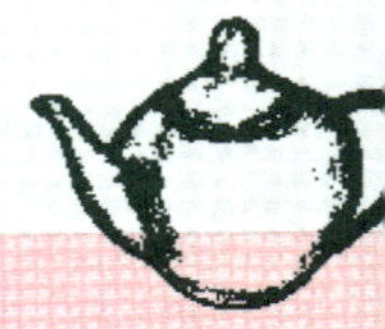

TIPP

Peter Schultes empfiehlt Menschen, die einen empfindlichen Magen haben, dem Tee magenberuhigende Ingredienzen zuzufügen:

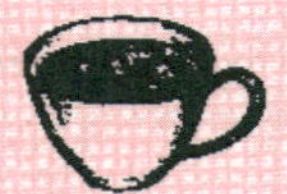

3 dünne Scheiben frischer Ingwer
½ TL Verbene (aus der Apotheke)
1 Msp. gemahlener Kardomom
1 Msp. gemahlener Koriander

1. Die Mischung in 250 ml Wasser aufkochen lassen, vom Herd nehmen und ca. 5 Minuten abkühlen lassen.
2. Dann 1 EL getrocknete Apfelschalen hinzugeben und nochmals 3 Minuten ziehen lassen.
3. Den Tee abseihen und lauwarm trinken.

HILFE BEI RHEUMA, WURMBEFALL, KATER & CO.

So ein Apfelschalentee wurde auch zur allgemeinen Stärkung und zur Vermeidung von Fettsucht getrunken. Rheuma und Gicht sollten ebenfalls durch den Genuss des Tees gelindert werden. Pfarrer Sebastian Kneipp verordnete Apfelschalentee zur Behandlung von Fieber und entzündlichen Erkrankungen.

Auch roh gegessen oder als Saft getrunken, linderten Äpfel rheumatische Erkrankungen. Äpfel wirken nämlich basisch und können bei reichlichem Verzehr einen Säureüberschuss im Körper ausgleichen, der Gicht und Rheuma, aber auch Nierenleiden und die Alterung der Haut begünstigt. Die im Apfel enthaltene Apfelsäure löst Harnsäureansammlungen und leitet sie aus.

In der Volksheilkunde waren sowohl Apfelsaft als auch Apfelwein ob ihrer therapeutischen Wirkung bei Hämorrhoiden, Wurmbefall und Hautausschlägen geschätzt. Wer abends dann doch zu viel Apfelwein getrunken hatte und anderntags mit dicken Augen aufwachte, der schnitt einen Apfel auf und legte die feinen Schnitze für 15 Minuten auf die Augenlider – und danach wirkten die Augen wieder frisch und klar. Denn die im Apfel reichlich enthaltenen Gerbsäuren wirken adstringierend, also zusammenziehend, und abschwellend.

Um einem schweren Kopf nach allzu reichlichem Alkoholgenuss vorzubeugen, empfahl man, vor dem Zubettgehen einen Apfel zu essen, und man wachte des Morgens mit klarem Kopf und frischem Geist auf.

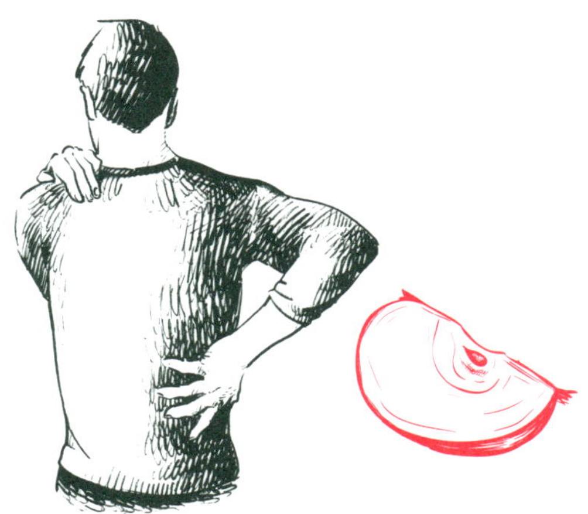

ÄPFEL FÜR EINEN GESUNDEN DARM

Ein roher Apfel, auf nüchternen Magen gegessen, regt Stoffwechsel und Darm an und beugt so Verstopfungen vor. Zur Behandlung von Durchfällen wurde eine regelrechte Apfelkur empfohlen. Hierfür sollte der Patient ein bis zwei Tage ausschließlich fein geriebene Äpfel zu sich nehmen.

Der deutsche Arzt August Gustav Heisler führte dieses erfolgreiche Naturheilverfahren in die Schulmedizin ein, weshalb es als »Heisler'sche Apfeldiät« in die Annalen der Medizingeschichte einging. Heisler zufolge waren rohe oder geriebene Äpfel das beste Mittel bei Durchfall und Ruhr, eine Erkrankung, die mit schweren Durchfällen und Fieber einherging.

Heute wissen wir: Das im Apfel reichlich enthaltene Pektin quillt im Magen-Darm-Trakt auf, bindet die den Durchfall verursachenden Erreger sowie Giftstoffe und schwemmt sie aus. Die Gerbsäuren des Apfels bewirken ein Zusammenziehen der Darmschleimhaut, wodurch sie sich verdichtet, weniger Wasser aufnehmen kann und der Stuhl wieder eine festere Konsistenz annimmt.

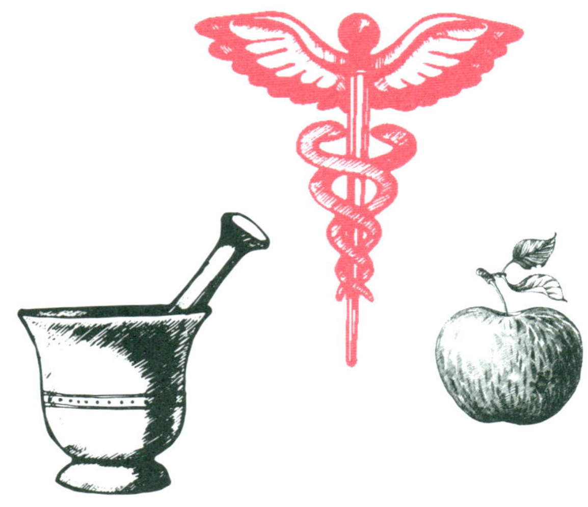

APFELBAUMRINDE GEGEN MALARIA UND DIABETES

Das in der Rinde des Apfelbaums enthaltene Phloridzin wurde früher als Chininersatz bei Malariainfektionen verabreicht, weil es die Ausbreitung der Erreger einzudämmen vermochte – eine Wirkung, deren Mechanismen in den 1980er-Jahren im Rahmen einer Zellkulturstudie erklärt werden konnte. Auch zur Senkung des Blutzuckerspiegels setzte man auf Phloridzin, das sowohl in der Rinde des Apfelbaums als auch in der Frucht vorkommt. Mittlerweile ist die Diabetes verhindernde Eigenschaft dieses Polyphenols Gegenstand wissenschaftlicher Untersuchungen.

Unsere Vorfahren scheinen also vieles richtig gemacht zu haben, indem sie reichlich Äpfel aßen und die pharmakologisch relevanten Teile des Apfelbaums zu nutzen wussten.

APFELWICKEL GEGEN HALSSCHMERZEN

Wenn ich als Kind Halsweh hatte, zog meine Oma zwei Register: Im Anfangsstadium verabreichte sie mir einen Löffel mit erwärmtem Sonnenblumenöl. Geschmeckt hat mir das freilich nicht, aber es war ja nun mal Medizin.

Wenn das nicht half, machte sie mir einen Apfelwickel. Die Prozedur war zwar ein wenig aufwendig, aber schon der Duft nach Bratapfel, der aus der Küche drang, hat mich seinerzeit selig gestimmt. Möglicherweise gehörte das zum Heilungsritual dazu und beförderte die Wirkung. Denn obgleich der Bratapfelduft schon bald durch strengere Knoblauchgerüche verdrängt wurde, verfing die Therapie meiner Oma, und die Schmerzen klangen in aller Regel ab.

Halswickel mit Apfelbrei

Zutaten

1 Apfel
10 g Ingwer
1 kleine Zwiebel
1 Knoblauchzehe

Zubereitung

1. Den ganzen Apfel in eine ofenfeste Form geben und bei 60° im Ofen backen, bis er weich ist. Dann aufschneiden und etwas abkühlen lassen.
2. Den Ingwer reiben, die Zwiebel fein schneiden und die Knoblauchzehe zerdrücken. Den Apfel ebenfalls zerdrücken und mit den anderen Zutaten mischen.
3. Den lauwarmen Brei auf ein Leintuch geben und das Tuch so zusammenschlagen, dass er nicht herausquellen kann. Den Wickel um den Hals legen und ein altes Handtuch oder einen dicken Schal drum herumbinden.
4. Den Apfelbrei ungefähr 10 Minuten einwirken lassen und den Wickel dann wieder abnehmen.

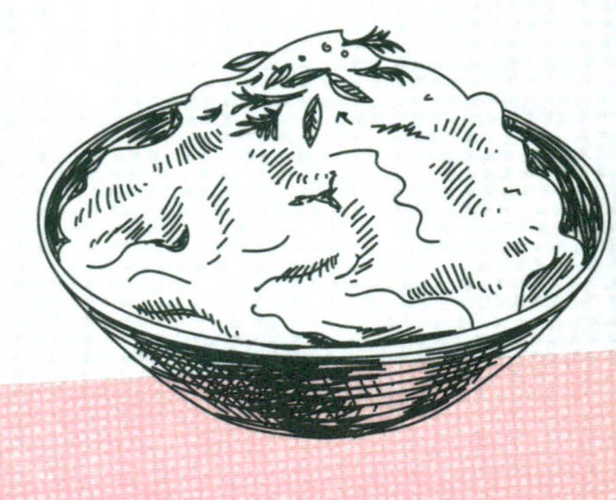

DER APFEL IN DER MITTELALTERLICHEN KLOSTERMEDIZIN

Die heilkundige Hildegard von Bingen schätzte den Apfel als Nahrungs- und Heilmittel. Eigentlich war der Genuss roher Lebensmittel in der mittelalterlichen Heilkunst verpönt, weil man dachte, sie brächten schlechte Säfte im Menschen hervor – eine Einschätzung, die sich auch durch die Hildegard'schen Empfehlungen zieht. Doch beim Apfel machte die Äbtissin eine der wenigen Ausnahmen von dieser Verzehrregel:

> *»Die Frucht dieses Baums ist zart und leicht verdaulich und schadet roh keinem Gesunden. Denn die Äpfel wachsen und erquicken sich am Tau der Nacht vom ersten Schlaf bis fast vor Tagesanbruch. Deshalb sind sie roh von Gesunden gut zu essen, weil sie aus starkem Tau gekocht sind. Kränklichen aber schaden rohe Äpfel etwas, weil diese eben schwächlich sind. Gekocht und gebraten sind sie gut für Starke und Sieche. Wenn die Äpfel alt und runzelig geworden sind, also im Winter, können Gesunde und Kranke sie gut roh essen.«*

Gemäß dem Motto des Hippokrates: »Deine Nahrung soll deine Medizin sein«, wird auch dem Habermus, dem Frühstücksbrei-Klassiker der Hildegard'schen Ernährungslehre und einem potenten Stärkungs- und Heilmittel, ein Apfel beigegeben.

Habermus nach Hildegard von Bingen

Zutaten:
1 Apfel
1 Tasse Dinkel-Habermus (Dinkelgrütze, -schrot, -flocken)
2 Tassen Wasser
Rosinen nach Belieben
je 1 Msp. Galgant und Bertram
½ TL Honig
½ EL süße gehackte Mandeln
½ TL Zimt
½ TL Flohsamen

Zubereitung:

1. Den Apfel von Kerngehäuse, Stiel und Blüte befreien und klein schneiden.
2. Dinkel-Habermus, Apfelstückchen und Wasser in einem Topf unter ständigem Rühren zum Kochen bringen, dann den Herd ausschalten. Nach Belieben Rosinen zugeben, den Deckel auflegen und den Brei ca. 5 Minuten ziehen lassen.
3. Gegen Ende der Garzeit Galgant, Bertram und zuletzt den Honig unterrühren.
4. Mandeln, Zimt und Flohsamen auf den fertig gekochten Brei streuen.

TIPP

Weitere Rezepte finden Sie zum Beispiel in Dr. Wighard Strehlows Buch »Der Hildegard-Kompass«, erschienen bei Knaur MensSana.

Zarte Apfelknospen gegen Augenleiden

Als Universalmittel gegen Augenleiden empfiehlt Hildegard Kompressen auf Basis von Apfelknospen, jungen Apfelblättern und Rebtropfen (Rebstocksaft, der aus einer Schnittstelle am Rebstock tropft, erhältlich als Hildegardprodukt).

Apfelknospen und -blätter sollen zu einem Brei verarbeitet und im Verhältnis 1:1 mit den Rebtropfen gemischt werden. Dann solle man Leinen oder Baumwolltücher mit dem Brei tränken, sehr gut auswringen (damit nichts auf die Augen tropft) und für etwa eine Stunde auf die Augen legen. Die Prozedur solle man täglich wiederholen, solange die Apfelbäume Blüten treiben.

Dr. Wighard Strehlow, dem wohl kundigsten Vertreter der Hildegard'schen Heilkunst, zufolge ist diese Therapie auch heute noch eine bewährte naturheilkundliche Behandlung für das Auge, unabhängig davon, ob die Hornhaut, die Regenbogenhaut oder die Netzhaut angegriffen ist.

Apfelknospenöl gegen Migräne

Gegen Migräneattacken, aber auch bei Kopfschmerzen, die durch Fehlfunktionen der Leber oder der Milz hervorgerufen werden, wusste die heilige Hildegard von Bingen ein Öl aus Apfelknospen herzustellen.

Dazu solle man Apfelblütenknospen pflücken, noch ehe der Baum Blüten treibt, und sie in Olivenöl einlegen, etwa im Verhältnis 1:5, also 50 g Apfelblüten auf 250 ml Olivenöl oder 100 g auf 500 ml Öl. Die Mischung solle man in die Sonne stellen, zum Beispiel auf eine von der Sonne beschienene Fensterbank, und zwar mindestens einen Tag lang, jedoch nicht länger als eine Woche, damit das Öl nicht ranzig wird. Dann solle man das Öl abfiltern, ohne die Knospen auszupressen.

Dem kopfwehgeplagten Menschen empfiehlt sie folgende Anwendungsweise: »*Wenn er abends schlafen geht, dann salbe er den Kopf mit dem Öl. Er soll das oft machen, und es wird mit seinem Kopfe besser.*«

EINE HYMNE AUF DEN APFEL

Wie stark der Apfel in der Volksmedizin verankert war und wie sehr unsere Vorfahren ihn ob seiner mannigfaltigen Heilwirkungen geschätzt haben müssen, beschreibt ein Gedicht von Georg Ries (1872–1947), eine Hymne auf den Apfel.

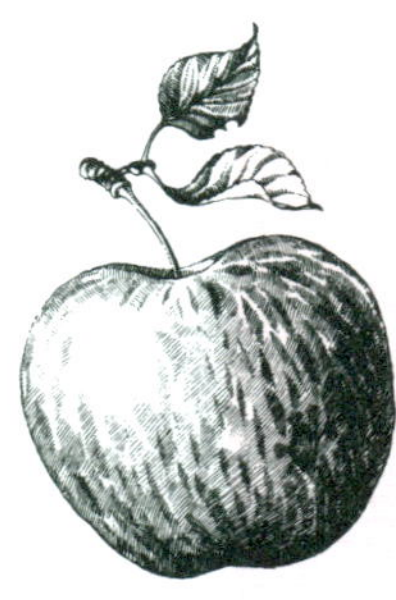

Iss Äpfel!

Eines musst du dir gut merken,
wenn du schwach bist: Äpfel stärken.
Äpfel sind die beste Speise
für zu Hause, für die Reise,
für die Alten, für die Kinder,
für den Sommer, für den Winter,
für den Morgen, für den Abend,
Äpfel essen ist stets labend.
Äpfel glätten deine Stirn,
bringen Phosphor ins Gehirn.
Äpfel geben Kraft und Mut
und erneuern dir dein Blut.
Darum, Freund, so lass dir raten:
Esse frisch, gekocht, gebraten
täglich ihrer fünf bis zehn.
Wirst nicht dick, doch jung und schön
und kriegst Nerven wie ein Strick –
Mensch, im Apfel liegt dein Glück.

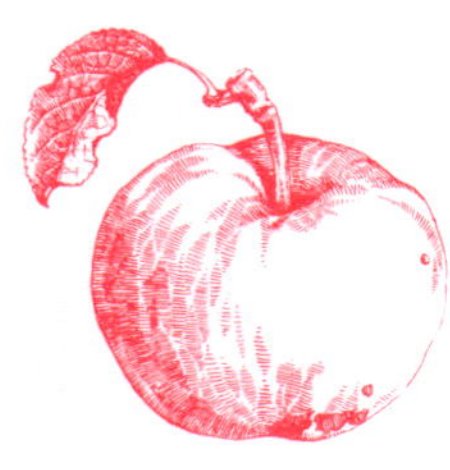

NEUES AUS DER FORSCHUNG

Mittlerweile konnte die Wissenschaft einige der volksmedizinischen Anwendungen mit Fakten untermauern, aber auch Nachweise dafür erbringen, dass und warum alte Apfelsorten gesünder und bekömmlicher sind als Neuzüchtungen.

STUDIE ZUM ALLERGIEPOTENZIAL

Während ich dieses Buch schreibe – im April 2020 –, veröffentlicht die Charité Berlin eine brandneue Studie zum Allergenpotenzial von Äpfeln.
Dass Menschen, die zu Kreuzallergien neigen und auf handelsübliche Supermarktäpfel allergisch reagieren, alte Apfelsorten besser vertragen, wurde schon in früheren Erhebungen dargelegt. Pionier war hierzulande der Naturschutzbund BUND Lemgo, der unter anderem Streuobstwiesen mit alten Sorten unterhält, darunter eine im 16. Jahrhundert angelegte Obstwiese.
Die Wissenschaftler um Prof. Karl-Christian Bergmann sind jedoch noch einen Schritt weiter gegangen und konnten zeigen, dass der Verzehr alter Sorten sogar bestehende Allergien auf Supermarktäpfel zum Abklingen bringen kann und von Juckreiz, Schwellungen und Rötungen geplagten Menschen wieder lustvoll in einen Apfel beißen können. Das heißt, alte Apfelsorten taugen tatsächlich zum Therapeutikum gegen Apfelallergien. Wer mehr über die Studie der Charité und entsprechende Verzehrempfehlungen erfahren will, kann sich im Kapitel »Allergien« schlaumachen.

CHOLESTERINSENKUNG UND GEFÄẞSCHUTZ

Mit Äpfeln lassen sich aber nicht nur Allergien kurieren, sondern auch schwerwiegende Erkrankungen vermeiden. Forscher der Universität Oxford haben die alte Volksweisheit *»An appel a day keeps the doctor away«* wörtlich genommen und den präventiven Einfluss des täglichen Apfelgenusses auf die Vermeidung kardiovaskulärer Erkrankungen untersucht, die in den westlichen Industrieländern noch immer die häufigste Todesursache darstellen.

Konkret ging es um die Reduzierung des LDL-Cholesterins, das Gefäßschädigungen und in der Folge Herz- und Hirninfarkte nach sich ziehen kann. Parallel dazu wurde der Gefäßschutz durch die regelmäßige Einnahme von Statinen, also Wirkstoffen zur Senkung der Blutfette, prognostiziert.

Das Ergebnis bekräftigt den althergebrachten Rat, einen Apfel pro Tag zu essen. Den Modellberechnungen der Wissenschaftler zufolge ließen sich in Großbritannien etwa 8500 durch Schlaganfälle oder Herzinfarkte verursachte Todesfälle vermeiden, würden 70 Prozent der über 50-Jährigen täglich einen Apfel verspeisen.

Die präventive Wirkung von Statinen lag etwas höher, und zwar bei 9400 vermeidbaren Todesfällen durch Infarkte. Die Wissenschaftler folgerten daraus, dass der Apfel es in puncto Cholesterinsenkung durchaus mit modernen Medikamenten aufnehmen könne.

Allerdings geht die Einnahme von Statinen mit Nebenwirkungen einher, was man dem Apfel nun wirklich nicht nachsagen kann. Wenn Sie wissen wollen, warum Äpfel cholesterinsenkend wirken, blättern Sie einfach bis zum Kapitel »Arteriosklerose« vor.

DER APFEL ALS RUNDUMSCHUTZ

Es gibt noch mehr wissenschaftliche Erkenntnisse zum gesundheitlichen Nutzen von Äpfeln. So soll der Verzehr von Äpfeln, aber auch der Genuss von Apfelsaft, vor allem von trübem Apfelsaft, vor entzündlichen Darmerkrankungen und Darmkrebs schützen.

In einer Übersichtsarbeit zu den gesundheitlichen Benefits von Äpfeln und Apfelsaft konnten Forscher der *California State University* feststellen, dass die protektiven Effekte nicht nur für Krebserkrankungen, sondern auch für Alzheimer, Asthma, Diabetes, die Lungenfunktion, die Knochengesundheit und den Magen-Darm-Trakt gelten.

Einen maßgeblichen Anteil an dieser Schutzfunktion haben die im Apfel reichlich enthaltenen sekundären Pflanzenstoffe, allen voran die Polyphenole.

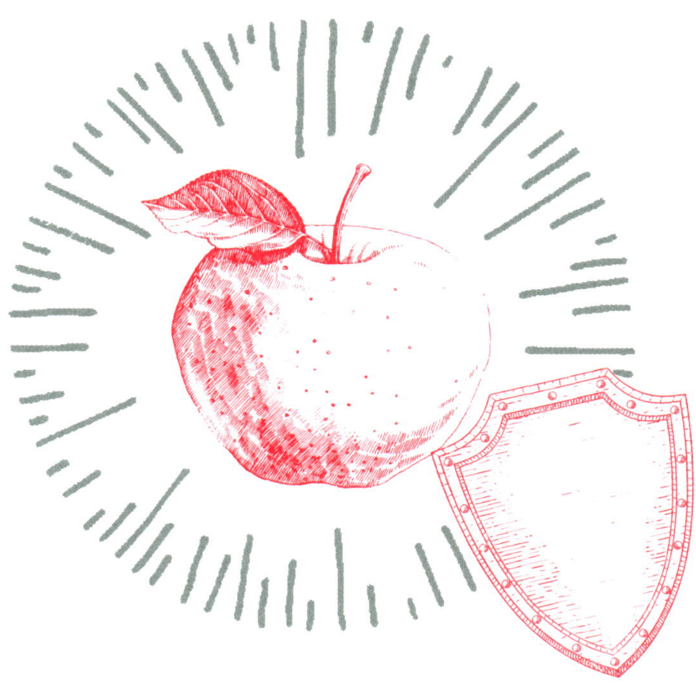

SEKUNDÄRE PFLANZENSTOFFE

Diese Inhaltsstoffe verleihen Obst und Gemüsen ihre Farbe, sorgen für Geschmack und schützen sie vor Schädlingen, Pilzbefall und sogar vor UV-Strahlung. Doch sekundäre Pflanzenstoffe sind nicht nur für Pflanzen nützlich. Durch den Verzehr von Obst und Gemüse profitieren auch wir Menschen von den schützenden Eigenschaften dieser Substanzen.

SCHÜTZENDE POLYPHENOLE

Polyphenole sorgen für einen tendenziell bitteren und adstringierenden Geschmack, wobei letzterer von vielen Menschen als krachsauer empfunden wird, und kommen in alten Apfelsorten konzentrierter vor als in Neuzüchtungen. Wirtschaftsäpfel, die meist zur Herstellung von Most oder Saft verwendet werden, weil sie aufgrund ihrer hohen Polyphenolgehalte so bitter und säuerlich schmecken, dass sie kaum genießbar sind, weisen zum Teil noch deutlich höhere Konzentrationen an Polyphenolen auf.
Diese sekundären Pflanzenstoffe entfalten eine antioxidative Wirkung, indem sie freie Radikale neutralisieren und unschädlich machen. So schützen Polyphenole unsere Zellen und beugen Erkrankungen vor, darunter Allergien, Asthma, Diabetes, Fettleibigkeit, Herz-Kreislauf-Erkrankungen sowie bestimmte Krebsarten.
Zu den antioxidativ wirksamen Polyphenolen im Apfel zählen neben Catechinen, Phloridzin und Chlorogensäure auch das reichlich im Apfel vorkommende Quercetin. Sein antioxidativer Effekt ist etwa dreimal so hoch wie der des Vitamin C.

Quercetin – ein natürlicher Schutz vor Allergien, Krebs und Viren

Quercetin fungiert als natürliches Antihistaminikum, indem es die übermäßige Ausschüttung von Histamin bremst und so vor allergischen Reaktionen schützt. In Zell- sowie Tierstudien konnte die zellabtötende Wirkung auf Tumorgewebe bei Brust-, Eierstock-, Magen- sowie Darmkrebs gezeigt werden. Neben schwarzem Tee und Zwiebeln gelten Äpfel als eine der wichtigsten natürlichen Quercetinquellen.

Zwar liefern auch Kapern und Grünkohl reichlich Quercetin. Doch wer mag schon täglich Kapern oder Grünkohl essen? Da ist der Apfel auch unter geschmacklichen Gesichtspunkten eindeutig der bessere Quercetinlieferant.

Bei richtiger Lagerung büßen Äpfel zudem kaum an Quercetin ein, was übrigens auch für die übrigen Polyphenole gilt. Und weil der Pflanzenfarbstoff Quercetin immunregulierend wirkt und für eine funktionierende Körperabwehr sorgt, möchte ich Ihnen auch in Sachen Quercetin den täglichen Apfel ans Herz legen. Denn Quercetin vermag offenbar die Vermehrung von Viren zu verringern und so Atemwegserkrankungen und Erkältungen vorzubeugen. Das antivirale Potenzial des Polyphenols konnte in mehreren Studien dargelegt werden. So hemmt Quercetin unter anderem verschiedene Grippevirenstämme, Schnupfen auslösende Rhinoviren, Herpes-simplex-Viren, Hepatitis-A- und Hepatitis-B-Viren.

Um den gesundheitlichen Nutzen des Polyphenols maximal ausschöpfen zu können, empfiehlt sich nicht nur der regelmäßige Verzehr von quercetinhaltigen Lebensmitteln. Diese sollten tunlichst auch nicht erhitzt werden, weil das Polyphenol wie viele andere Vitalstoffe hitzeempfindlich ist und durch den Garvorgang verloren geht.

Wer die antivirale Wirkung des Apfels verstärken möchte, dem empfehle ich die Zubereitung eines Apfel-Meerrettichs.

Apfel-Meerrettich

Die im Meerrettich enthaltenen Senföle wirken – wie das Quercitin im Apfel – antiviral, außerdem antibakteriell und antifungizid beziehungsweise antimykotisch (also pilzbekämpfend). Senföle kommen übrigens auch in der Kapuzinerkresse sowie im – sein Name verrät es – Senf vor.

Zutaten:

1 Meerrettichwurzel
Apfel (süßlich) in der gleichen Menge
1 Zitrone
1 EL Sauerrahm
Salz (nach Geschmack)

Zubereitung:

1. Apfel und Meerrettich fein reiben.
2. Mit Zitronensaft und Sauerrahm vermischen und mit Salz abschmecken.

TIPP
Am besten schmeckt Apfel-Meerrettich zu gekochtem Fleisch, ideal zu Tafelspitz oder zu geräuchertem Fisch.

MINERALIEN UND SPURENELEMENTE

Neben Vitaminen und sekundären Pflanzenstoffen liefern Äpfel auch viele Mineralstoffe und Spurenelemente. Dazu zählen Natrium, Kalium, Kalzium, Magnesium, Phosphor, Eisen und Zink.

KALIUM FÜR HERZ UND MUSKELN

Die Kaliumkonzentration in Äpfeln ist mit 120 mg/100 g relativ hoch. Zusammen mit Natrium sorgt Kalium für einen ausgeglichenen Wasserhaushalt im Körper.

Natrium verfügt über eine hohe Wasserbindungskapazität, weshalb ein Zuviel an Kochsalz mit Wasseransammlungen im Körper einhergeht. Daraus resultiert auf Dauer eine Erhöhung des Blutdrucks und eine zusätzliche Belastung für das Herz. Kalium hingegen wirkt entwässernd und damit entlastend für das Herz.

Darüber hinaus ist Kalium am Transport von Insulin in die Zellen beteiligt, und es sorgt dafür, dass wir energievoll und leistungsfähig sind.

Tipp von Dr. Matthias Riedl

»Sportler und Menschen mit anstrengender Betätigung verlieren über das Schwitzen vermehrt Kalium, und zwar etwa 200 mg Kalium pro Liter Schweißverlust.

Kalium wird zur Einlagerung von Glykogen in die Muskelzellen benötigt und beim Abbau von Glykogen in der Muskulatur freigesetzt.

Sportler und Menschen mit anstrengender Betätigung verlieren zudem in der Belastungs- und Nachbelastungsphase vermehrt Kalium über die Nieren und haben daher einen erhöhten Bedarf an Kalium, etwa 4000 mg Kalium pro Tag. Daher sollte man nach körperlicher Belastung auf eine ausreichende Kaliumversorgung achten.«

Getrocknete Äpfel sind eine ergiebige Kaliumquelle

Getrocknete Äpfel enthalten deutlich mehr Kalium als ein frischer Apfel – etwa fünfmal so viel. Daher empfiehlt es sich vor allem nach sportlicher Betätigung, getrocknete Apfelringe zu knabbern. Gedörrte Äpfel kann man kaufen oder selbst herstellen. Letzteres spart Geld und erfüllt die Küche mit betörenden Apfelaromen.

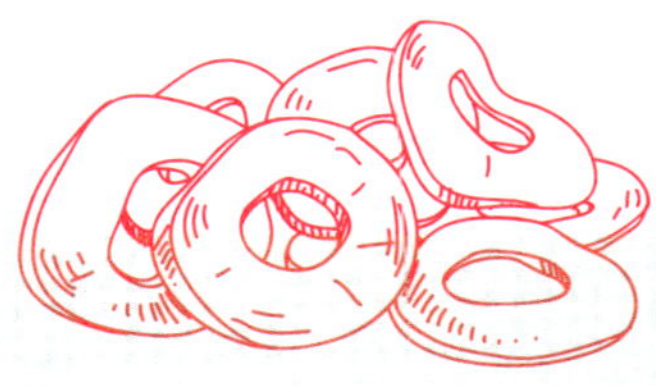

Getrocknete Apfelringe

Getrocknete Äpfel sind nicht nur reich an Kalium, sondern auch andere Mineralstoffe sind in den gedörrten Früchten um ein Vielfaches höher konzentriert als im frischen Obst.

Zubereitung:

1. 5 Äpfel von Kerngehäuse, Stiel und Blüte befreien und in möglichst dünne Scheiben schneiden.
2. Den Backofen auf 50° vorheizen.
3. Die Ringe auf einem mit Backpapier belegten Blech auslegen und bei leicht geöffneter Backofentür etwa 2,5 Stunden lang dörren.

KALZIUM UND PHOSPHOR FÜR KNOCHEN UND ZÄHNE

Kalzium und Phosphat – das negativ geladene Ion vom Salz der Phosphorsäure – spielen eine maßgebliche Rolle für Aufbau und Stärke unserer Knochen und Zähne. Phosphat ist zudem in den Energiestoffwechsel eingebunden sowie am Aufbau der Zellmembranen beteiligt. Als Puffersubstanz im Blut reguliert Phosphat den Säure-Basen-Haushalt.

Gedörrte Äpfel enthalten 50 mg Phosphor pro 100 g, während das frische Obst lediglich auf 10 mg Phosphor kommt. Bei Kalzium wiederum schlagen getrocknete Apfelringe mit 30 mg zu Buche. Das frische Obst kommt nur auf 5 mg.

Nun ergeben solche Zahlenangaben natürlich nur Sinn, wenn man sie ins Verhältnis zum Tagesbedarf setzt: 100 g getrocknete Äpfel decken etwa 3 Prozent des täglichen Kalziumbedarfs und 7 Prozent des Phosphorbedarfs ab.

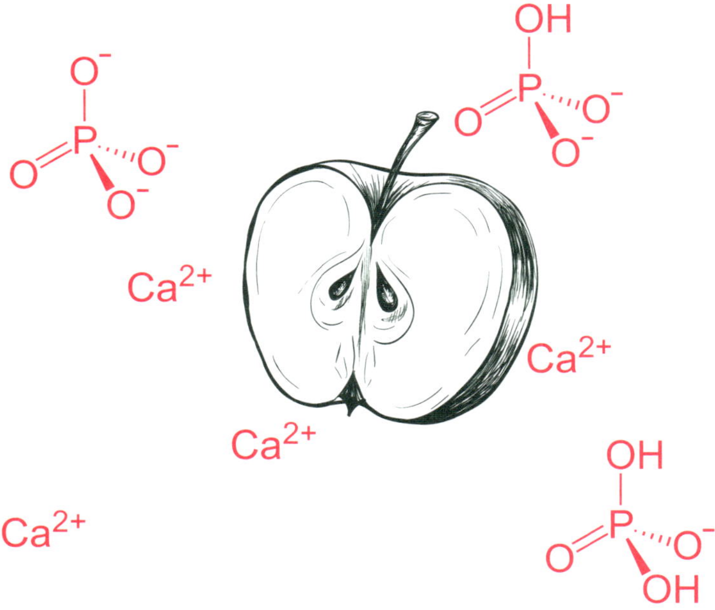

MAGNESIUM FÜR MUSKELN UND NERVEN

Weil Phosphat und Kalzium in Wechselwirkung mit einem dritten Mineral, nämlich Magnesium, stehen, werfen wir ein Auge auf die Magnesiumkonzentration.

Ein frischer Apfel liefert etwa 5 mg Magnesium pro 100 g Frischobst. Gedörrte Äpfel enthalten immerhin schon 20 mg des Minerals. Bei einem Tagesbedarf von rund 300 mg decken 100 g getrockneter Äpfel also gut und gerne 7 Prozent der täglichen Magnesiumration ab.

Magnesium dreht an ziemlich vielen Rädchen im Körper – von der Energiegewinnung bis zur Funktionsfähigkeit von Nerven und Muskeln. Und *last, but not least* sorgt es für kräftige Knochen und Zähne. Deshalb dürfen wir ruhig ab und zu gedörrte Äpfel naschen, vor allem – Dr. Riedl wies bereits darauf hin – nach sportlicher Betätigung.

Denn wer viel schwitzt, verliert nicht nur Kalium über den Schweiß, sondern auch Magnesium. Gerade bei erhöhter körperlicher Belastung brauchen wir vermehrt Magnesium, das auch als klassisches Sportlermineral gehandelt wird. Ein Mangel führt unweigerlich zu Muskelkrämpfen.

Aber nicht nur körperliche, sondern auch geistige Höchstleistungen und vor allem Stress erfordern die vermehrte Zufuhr von Magnesium.

Körperliche Stressreaktionen werden durch Botenstoffe entfacht, die sogenannten Stresshormone. Dazu zählen unter anderem Cortisol und Adrenalin. Magnesium wirkt insofern ausgleichend und – wenn man so will – stressreduzierend, als es die Freisetzung dieser Botenstoffe drosselt. Gleichzeitig senkt das Mineral die Erregung der Nervenbahnen und sorgt so dafür, dass die Stresssignale, die unter anderem zu einem erhöhten Herzschlag und zur Anspannung der Muskeln führen, nur in gedämpfter Form weitergeleitet werden. So gesehen verhindert Magnesium eine Übererregbarkeit der Nerven.

Umgekehrt geht ein Magnesiummangel nicht nur mit Krämpfen und Erschöpfung, sondern auch mit Unruhezuständen und mentaler Überempfindlichkeit einher.

Die Krux ist nun, dass bei Dauerstress vermehrt Magnesium über den Urin ausgeschieden wird. Das heißt, wenn man eigentlich besonders viel davon bräuchte, laufen die Speicher leer. Die Folge: Stress in Endlosschleife – mit den bekannten Kollateralschäden Müdigkeit, Konzentrationsschwäche und Infektanfälligkeit. Denn chronischer Stress hat einen ausgeprägt schlechten Einfluss auf das Immunsystem.

Daher ist eine kontinuierliche Versorgung mit ausreichend Magnesium ein Muss in diesen unseren turbulenten Zeiten, die von Hast und Stress geprägt sind.

Optimale Magnesiumquellen

Getrocknete Äpfel leisten einen guten Beitrag zur Magnesiumversorgung. Doch wer getrocknete Äpfel nicht mag oder auf seine Zuckerbilanz achten muss, dem sei der Verzehr alter Apfelsorten empfohlen, die im Hinblick auf die Mineralstoffversorgung eine deutlich bessere Bilanz aufweisen als handelsübliche Supermarktäpfel (siehe Tabelle zum »Mineralstoffgehalt alter und neuer Apfelsorten«.

Das Institut für Lebensmitteltechnologie der Technischen Hochschule Ostwestfalen-Lippe hat den Mineralstoffgehalt alter und neuer Sorten ermittelt und mir die Daten freundlicherweise zur Verfügung gestellt.

Ein Auszug aus den vermessenen Apfelsorten zeigt, wie stark die Unterschiede in den Mineralstoffkonzentrationen teilweise zu Buche schlagen.

Die den Messungen zugrunde liegenden Äpfel alter Sorten stammen von den Streuobstwiesen des BUND Lemgo. Die Äpfel neuerer Sorten wurden im Supermarkt gekauft.

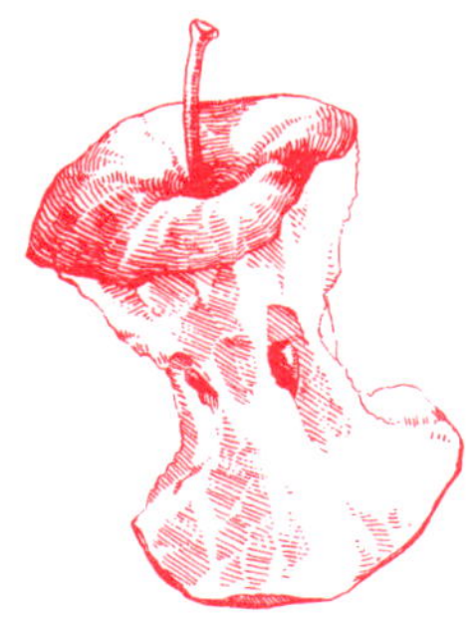

Mineralstoffgehalt alter und neuer Apfelsorten

Erntejahr 2011, Obstwiese BUND Lemgo. * = neue Sorten aus dem Supermarkt
Gehalt bezogen auf verzehrfähiges Produkt (ohne Kerngehäuse);
n/a = unterhalb der Nachweisgrenze

Apfelsorte	Säuregehalt g/l Presssaft	Fructose g/kg	Glucose g/kg	Sorbit g/kg	Saccharose
Adamsapfel	3 ± 0,2	50	11	n/a	3
Boskoop	10 ± 0,6	81	6	4	4
Champagnerrenette	10 ± 0,1	59	8	4	3
Cox-Orange-Renette	7 ± 3,4	57	9	3	4
Dülmener Rosenapfel	3 ± 0,1	39	8	n/a	3
Eifeler Rambur	5 ± 0,1	32	13	n/a	5
Goldparmäne	5 ± 0,2	44	22	n/a	7
Jakob Lebel	5 ± 0,1	42	11	n/a	2
Kaiser Wilhelm	6 ± 0,2	68	17	n/a	3
Kanadarenette	10 ± 0,6	66	17	5	5
Rote Sternrenette	7 ± 0,5	68	21	n/a	3
Roter Boskoop	10 ± 3,7	112	32	n/a	3
Roter Eisenapfel	4 ± 0,1	40	10	n/a	4
Schöner aus Boskoop	9 ± 0,1	56	14	7	4
Tannenkrüger	5 ± 0,1	36	3	n/a	2
Westfälischer Gülderling	4 ± 0,1	45	18	n/a	
Wöbers Rambur	4 ± 0,7	43	9	n/a	2
Luxemburger Triumph (Sonnenseite)	14 ± 1,1	45	11	n/a	2
Luxemburger Triumph (Schattenseite)	27 ± 4,5	36	12	14	3
Braeburn*	7 ± 0,1	111	11	n/a	3
Golden Delicious*	7 ± 0,1	36	19	n/a	3
Granny Smith*	5 ± 0,2	32	17	n/a	2
Jonagold*	4 ± 0,2	59	15	n/a	5

Quelle: Technische Hochschule Ostwestfalen-Lippe,
Institut für Lebensmitteltechnologie.NRW

Gesamtzucker g/kg	Magnesium mg/kg	Kalzium mg/kg	Kupfer mg/kg	Eisen mg/kg	Zink mg/kg	Trocken-substanz %
101	43,4	29,8	1,1	46,9	3,1	14,0
137	64,1	48,9	1,2	7,8	3,6	15,7
102	61,7	46,5	0,8	6,3	1,7	14,7
117	65,7	26,7	0,9	36,5	10,2	15,4
82	38,1	38,3	0,6	19,1	1,3	12,0
97	56,2	32,2	0,8	5,9	2,5	14,6
142	26,0	18,0	0,7	1,3	n/a	15,3
83	34,7	24,1	0,8	6,0	2,0	13,3
124	43,4	22,1	0,7	4,1	1,6	15,1
136	57,2	50,5	0,8	17,5	2,5	14,3
129	54,8	74,9	0,7	4,5	2,7	15,0
189	55,6	22,6	1,5	16,9	6,0	20,8
114	61,3	46,5	0,9	9,5	1,6	15,2
113	57,3	39,8	0,7	3,7	1,4	13,7
66	43,6	27,2	0,7	7,7	1,2	13,0
74	59,8	38,0	0,8	6,5	2,6	12,9
80	13,4	9,8	0,5	2,2	1,6	14,0
87	46,8	20,7	0,5	2,7	0,9	12,0
83	56,5	16,9	0,8	7,1	3,2	13,5
165	35,2	14,2	0,7	1,4	n/a	13,5
90	28,3	9,9	0,8	1,6	n/a	13,8
73	21,5	6,9	0,6	1,1	n/a	12,1
132	22,6	11,4	0,6	0,9	n/a	13,2

GETROCKNETE ÄPFEL ALS EISENQUELLE

So richtig punkten können gedörrte Apfelringe beim Eisengehalt. Mit 1,2 mg je 100 g liefern sie immerhin 12 Prozent des täglichen Bedarfs. Zwar ist das nichts im Vergleich zu Weizenkleie oder Fleisch. Aber ich habe ja schon an früherer Stelle darauf hingewiesen, dass eine gute Mischkost eine Voraussetzung für eine gesunde Ernährung ist. Und Apfelringe kann man quasi immer und überall essen.

Kleines Plädoyer für die Leber

Da tierische Leber hohe Eisenkonzentrationen aufweist, empfiehlt es sich, ab und zu Leber auf den Speiseplan zu setzen. Ich weiß, dass selbst Menschen, die an und für sich keine Vegetarier und dem Fleischgenuss durchaus zugetan sind, sich schütteln, wenn man ihnen Innereien aufzutischen droht. Nun, das ist natürlich ein waschechtes Luxusproblem. Früher wäre wohl niemand auf die Idee gekommen, nur die zarten Muskelfleischteile eines Schlachttiers zu verzehren und den Rest an die Hunde zu verfüttern. Das konnte man sich einfach nicht leisten. Und genau genommen verhält es sich heute nicht viel anders, sofern man denn gutes Fleisch kauft, am besten direkt beim Bauern seines Vertrauens. Wer also ein gutes Stück Leber schätzt, dem empfehle ich, diese klassisch mit gebratenen Äpfeln zuzubereiten.

Ob man eher zur Hühner- oder doch zur Kalbsleber tendiert, ist Geschmackssache. Die Eisenwerte liegen bei Lamm, Huhn, Kalb oder Rind in etwa gleich hoch, bei rund 7 mg je 100 g. Wer seine Eisenspeicher allerdings einmal so richtig auffüllen möchte, der sollte sich eine Schweineleber braten. Deren Eisengehalt liegt nämlich bei 17 mg.

Sternekoch Steffen Metzger serviert die Leber nicht einfach nur mit gebratenen Äpfeln und Zwiebeln, sondern mit einer superben Zwiebelkonfitüre. Und das ist sein Vorschlag für ein Lebergericht, nach dem Sie sich alle zehn Finger abschlecken werden:

Leber mit Apfelringen und Zwiebeln

Zutaten:

700 g Leber
2 Äpfel
70 g Butter
3 rote Zwiebeln
0,3 l Rotwein
0,2 l Portwein
2 Lorbeerblätter
Salz
Pfeffer
2 EL Mehl
Butterschmalz
etwas Zucker oder Honig

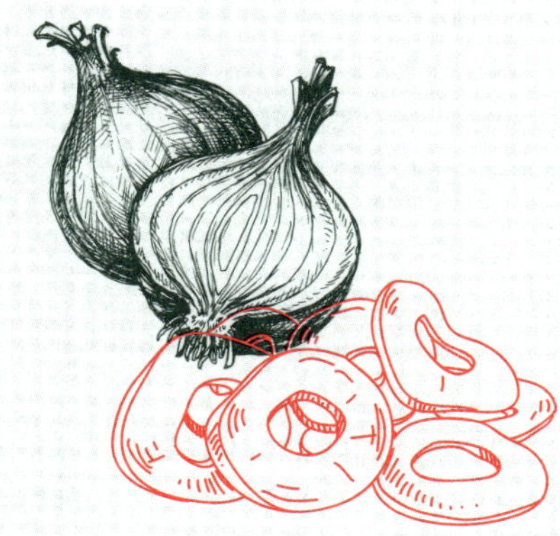

Zubereitung der Zwiebelkonfitüre:

1. Die Hälfte der Butter zerlassen.
2. Die Zwiebeln in Würfel schneiden und in der Butter andünsten.
3. Rotwein, Portwein, Lorbeerblätter und etwas Salz zugeben. Auf kleinem Feuer köcheln lassen, bis eine marmeladenartige Masse entsteht.

Zubereitung der Leber:

1. Die Leber von Häutchen und Sehnen befreien. In dem Mehl wälzen und das überschüssige Mehl gut abschütteln.
2. Butterschmalz in einer Pfanne auslassen. Die Leber auf beiden Seiten gut 2 Minuten scharf anbraten (bei dickeren Scheiben oder Geflügelleber etwas länger braten).
3. Den Deckel auflegen und die Pfanne zur Seite stellen.
4. Die Leber vor dem Servieren mit Salz und Pfeffer würzen.

Zubereitung der Äpfel:

1. Die Äpfel entkernen, von Stiel und Blüte befreien und in Spalten schneiden.
2. Die restliche Butter zerlassen und die Äpfel darin goldbraun braten.
3. Zum Schluss ein wenig Zucker oder Honig zum Karamellisieren zugeben.

TIPP

Das Gericht kann mit Kartoffeln oder Spätzle serviert werden. Doch am besten schmeckt es immer noch mit Kartoffelpüree – und zwar einem Püree mit viel guter Milch, das heißt Vollrahm- oder noch besser Vorzugsmilch, und viel guter Butter.

APFELRINGE IN DEN WECHSELJAHREN

In einer Studie der *Florida State University* haben Wissenschaftler den Einfluss von getrockneten Apfelringen auf den Cholesterinspiegel von Frauen getestet, die die Wechseljahre bereits hinter sich hatten.

Dazu muss man wissen, dass aufgrund des veränderten Hormonhaushalts, der mit deutlich niedrigeren Östrogenkonzentrationen einhergeht, Frauen während und nach den Wechseljahren ein erhöhtes Risiko für Herz-Kreislauf-Erkrankungen entwickeln. Ursächlich sind arteriosklerotische Veränderungen an den Innenwänden der Gefäße, sogenannte Plaqueablagerungen, deren Entstehen wiederum durch schlechte Blutfettwerte begünstigt werden.

Während weibliche Sexualhormone einen positiven Einfluss auf den Cholesterinspiegel nehmen, indem sie das LDL-Cholesterin senken und das HDL-Cholesterin anheben, geht dieser natürliche Schutz mit dem Einsetzen der Wechseljahre sukzessive verloren. Das erklärt unter anderem, warum junge Frauen vor den Wechseljahren deutlich seltener Herzinfarkte oder Schlaganfälle erleiden als gleichaltrige Männer.

Doch zurück zu unseren Apfelringen: Die an der Studie teilnehmenden Frauen im Alter zwischen 45 und 65 aßen täglich 75 g getrocknetes Obst. Eine Gruppe bekam getrocknete Äpfel, die andere Gruppe getrocknete Pflaumen zum Knabbern. Bei den Apfel essenden Damen konnten die Wissenschaftler bereits nach einem halben Jahr eine Veränderung der Cholesterinwerte feststellen. Während das eher ungünstige LDL-Cholesterin um 23 Prozent zurückging, stiegen die Werte des gesundheitsförderlichen HDL-Cholesterins im Schnitt um 4 Prozent an. Das sind wirklich erhebliche Veränderungen.

Aber es wird noch besser: Der Apfelsnack führte auch zu einer Gewichtsreduktion von 1,5 kg, obwohl die Frauen nicht weniger Energie zu sich nahmen. Das ist insofern erwähnenswert, als viele Frauen im Zuge der Menopause zunehmen und vor allem am Bauch Fett ansammeln. Dieses Bauchfett, das fachlich korrekt als viszerales Fett bezeichnet wird, kann wiederum eine ganze Reihe gesundheitlicher Probleme nach sich ziehen, beginnend beim metabolischen Syndrom bis hin zu arteriosklerotischen Veränderungen.

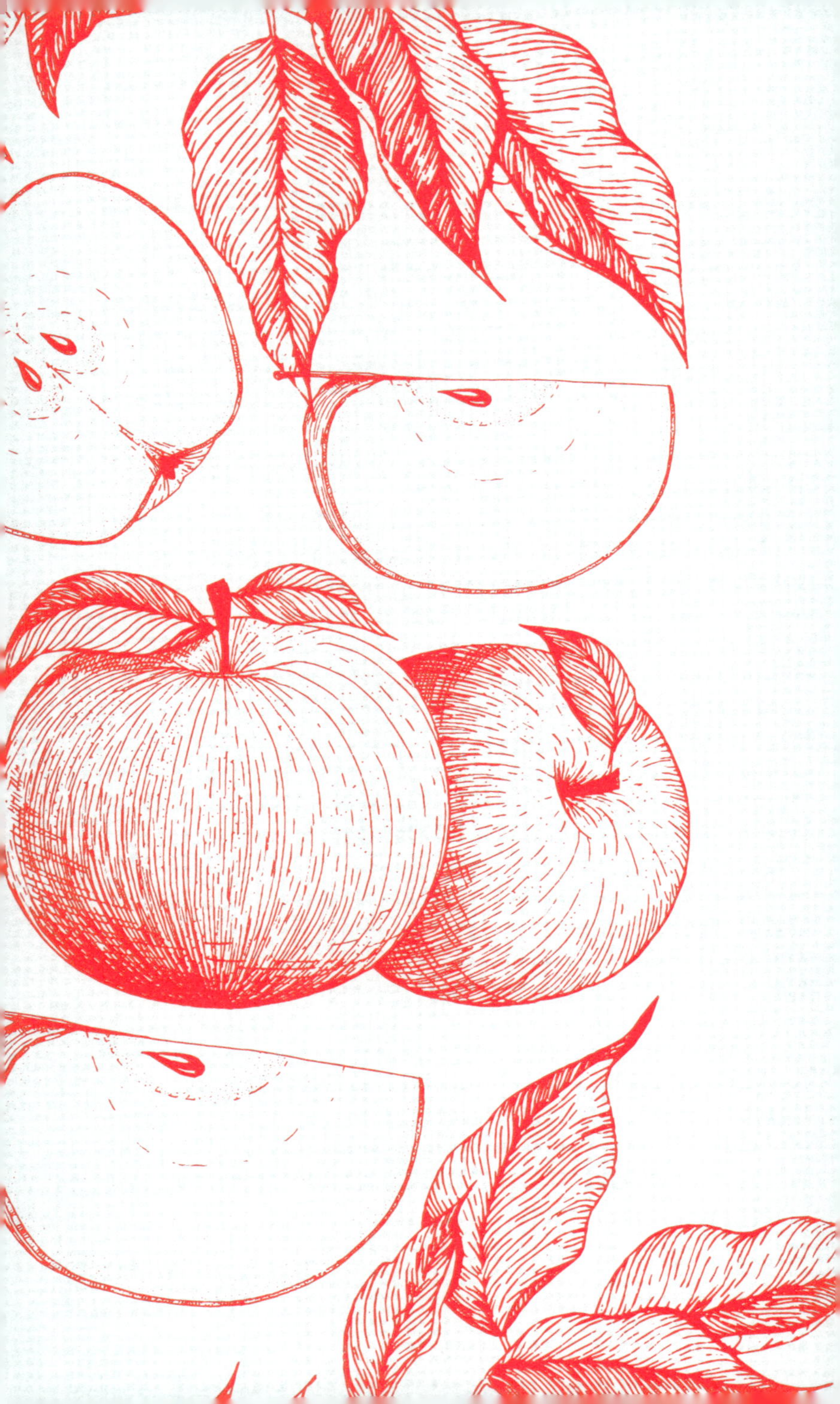

TIPPS ZUM VERZEHR

Gut zu wissen: Alles rund um Schale und Apfelkern

Bevor ich weiter auf die gesundheitsfördernde und gesundheitserhaltende Wirkung des Königs der Früchte eingehe, wollen wir uns dem Apfel selbst und seinem Verzehr zuwenden. Womit wir schon bei der Frage aller Fragen wären: Wie soll man den Apfel essen? Geschält oder mit Schale? Was ist mit dem Kerngehäuse? Waschen oder besser abreiben?

AUF DIE SCHALE KOMMT ES AN!

Da Vitamine und vor allem die schon viel gelobten sekundären Pflanzenstoffe primär unter der Schale sitzen, sollten Äpfel definitiv mit der Schale gegessen werden. Denn – noch einmal zur Rekapitulation – sekundäre Pflanzenstoffe dienen ja in erster Linie dem Schutz der Frucht vor Fressfeinden und Krankheitserregern. Und selbstredend verteidigt sich der Apfel an vorderster Front, also an seiner Außenhaut, der Schale. Und so verwundert es nicht, dass rund 70 Prozent der gesundheitlich relevanten Inhaltsstoffe in der Schale oder direkt darunter liegen. Allerdings kommen einige Polyphenole, darunter Phloridzin und Procyanidine, auch im Kerngehäuse und in den Kernen selbst vor sowie in geringen Mengen im Fruchtfleisch.
Vor allem alte und schrumpelige Äpfel werden häufig geschält, weil die Schale unansehnlich geworden ist und ein unangenehmes Gefühl beim Hineinbeißen erzeugt. Nun, wir haben ja schon im Kapitel Volksmedizin über die Vorzüge getrockneter Apfelschalen gesprochen, etwa als Tee zur Förderung eines erholsamen Schlafes. Warum also sollte man diese kostbare Schale wegwerfen? Eine Verschwendung vor dem Herrn! In der Schale steckt nämlich ordentlich Pektin, und das hat es in sich.

PEKTIN, EIN WUNDERMITTEL DER NATUR

Wer seiner Mutter je beim Kochen von Marmeladen oder Gelees über die Schulter geschaut hat oder sich gar selbst auf das Einmachen von fruchtigen Brotaufstrichen versteht, weiß, wofür man Pektin braucht:

Der Mehrfachzucker verleiht Konfitüren jene Konsistenz, ohne die reiner Obstsaft vom Butterbrot tropfen würde. Das Wort Pektin stammt vom griechischen *pektos* ab, was man getrost als »geliert« übersetzen darf. In der Natur fungiert Pektin als eine Art Gerüstsubstanz, und zwar in den Zellwänden von Pflanzen. Dort verleiht es ihnen Struktur und Festigkeit. Abgesehen davon reguliert es den Wasserhaushalt. Pektine sind nämlich außerordentlich quellfähig: Sie binden Wasser und quellen auf. So wird aus Obstsaft Gelee oder eben Marmelade. Selbst der Wackelpudding gelingt mit Pektin, weshalb der Faserstoff eine vegane Alternative zu Gelatine ist. Die Lebensmittelindustrie nutzt Pektin als Füllstoff oder als Stabilisator. Wer es für die eigene Küche nutzen will, findet im Handel Pektin aus Zitrusfrüchten oder eben Apfelpektin.

Aber Pektin lässt nicht nur die Götterspeise gut aussehen. Der Faserstoff zeichnet für eine ganze Reihe gesundheitlicher Effekte verantwortlich, und das macht seinen eigentlichen Wert aus.

Dass es gegen Durchfall hilft, habe ich bereits erwähnt, dass es entgiftend wirkt, auch, und zwar weil es in der Lage ist, Schwermetalle, aber auch Durchfall erzeugende Bakterien zu binden und diese über den Stuhl auszuscheiden (siehe »Äpfel für einen gesunden Darm«). Aber Pektin vermag auch den Cholesterinspiegel zu senken und den Blutzuckerspiegel obendrein. Und weil es stark aufquillt, sorgt es für eine gute Sättigung und verhindert so, dass man mehr isst, als der Figur zuträglich wäre.

Praxistipp: Besser roh, gedörrt oder gekocht?

Das lässt sich nicht pauschal beantworten. In vielerlei Hinsicht sind roh mitsamt Schale verzehrte Äpfel besonders gesund. Apfelsaft und -essig sowie getrocknete Äpfel haben aber spezifische Wirkungen. Und manche Menschen vertragen Äpfel besser in gedünsteter Form – Empfehlungen dazu finden Sie in den Kapiteln »Der Apfel in der mittelalterlichen Klostermedizin«, »Der Apfel im Ayurveda« und »Schutz vor Krankheit«, speziell im Abschnitt »Magen-Darm-Beschwerden«.

BALLASTSTOFFE SIND KEIN ÜBERFLÜSSIGER BALLAST

Pektin ist ein Faser- oder, wie man umgangssprachlich zu sagen pflegt, ein Ballaststoff. Diese pflanzlichen Substanzen wurden dereinst so abwertend tituliert, weil man annahm, dass sie unnütz seien, keinen Nährwert hätten und quasi unverbraucht ausgeschieden würden.

Einen Nährwert im eigentlichen Sinne haben Ballaststoffe in der Tat nicht, denn sie liefern so gut wie keine Energie. Aber sie leisten einen enormen Beitrag zu unserer Gesundheit, und zwar nicht nur für den Darm, sondern gewissermaßen für den gesamten Organismus. Sie sind nämlich in der Lage, Krankheiten vorzubeugen – von Herz-Kreislauf-Erkrankungen über Diabetes bis hin zu Krebserkrankungen und schweren autoaggressiven Leiden wie Rheuma.

Ballaststoffe machen etwa 2 Prozent des Apfels aus. Bei getrockneten Äpfeln liegt der Anteil deutlich höher, etwa bei 11 Prozent.

Studien zum Ballaststoffbedarf

Noch vor 100 Jahren lag die täglich verzehrte Ballaststoffmenge bei rund 80 g. Heute nimmt der Durchschnittsbürger im Schnitt 20 g zu sich, wobei wir Deutschen im internationalen Vergleich noch ziemlich gut abschneiden. Aber Sie wissen ja, was es mit solchen Durchschnittswerten auf sich hat. Während die einen täglich ihr Fast Food vertilgen und folglich kaum bis gar keine Ballaststoffe zu sich nehmen, retten die anderen die Bilanz, indem sie schon zum Frühstück Vollkornmüsli mit Nüssen und Äpfeln essen und auch sonst auf eine ballaststoffreiche Kost achten.

Nun gilt es als wissenschaftlich gesichert, dass eine ballaststoffarme Ernährung mit einer ganzen Reihe von Zivilisationserkrankungen einhergeht.

Britische Wissenschaftler um Dennis P. Burkitt, die sich eingehend mit den Ernährungsgewohnheiten und dem Gesundheitszustand afrikanischer Ureinwohner beschäftigt haben, stellten in den 1970er-Jahren die These auf, dass die naturbelassene, ballaststoffreiche Kost, die diese

Menschen traditionell zu sich nehmen, sie vor vielen Plagen schützt, unter denen die westlichen Industrienationen mit ihren verarbeiteten und denaturierten Lebensmitteln leiden. Dennis Burkitt, der lange Jahre in Afrika gearbeitet und geforscht hat, ging denn auch als Fiber-Man, was man als Ballaststoff-Mann übersetzen kann, in die Geschichte ein. Denn seine These trat eine regelrechte Lawine von Studien los, die den Einfluss einer ballaststoffreichen Kost auf die menschliche Gesundheit zum Gegenstand hatten. Und so viel vorweg:

BALLASTSTOFFE SIND MEDIZIN – ERNÄHRUNGSMEDIZIN!

Diese Pflanzenfasern verringern das Risiko für Herz-Kreislauf-Erkrankungen, Krebs, Diabetes, Autoimmunerkrankungen wie Rheuma, aber auch diverse Darmprobleme von Hämorrhoiden bis zu Divertikeln.
Und *last, but not least* beugen Ballaststoffe einem der größten Gesundheitsrisiken unserer Zeit vor: Übergewicht (siehe auch das entsprechende Kapitel in diesem Buch). Denn das kann die Entstehung vieler der eben genannten Erkrankungen begünstigen.
Aufgrund der überzeugenden Studienergebnisse empfehlen sowohl die WHO als auch die Deutsche Gesellschaft für Ernährung eine Mindestverzehrmenge von 30 g Ballaststoffen pro Tag.
Nun steuert ein durchschnittlicher Apfel etwa 3 g bei. Mit einer Tüte getrockneter Apfelringe (100 g enthalten 11 g Ballaststoffe) decken Sie schon deutlich mehr ab. Aber weil es nicht den einen Ballaststoff, sondern ziemlich viele Faserstoffe gibt, die unterschiedliche Aufgaben im Organismus erfüllen, kommt es auch hier auf die gesunde Mischung an. Eine gute Versorgung mit verschiedenen Ballaststoffen liefert beispielsweise ein Müsli oder Frühstücksbrei auf der Basis von Haferflocken, Hafer- oder Dinkelkleie, mit Nüssen, getrockneten Früchten wie Rosinen, Feigen oder Datteln und einem Apfel.

Haferbrei mit Früchten

Zutaten:

250 ml Wasser oder Milch (alternativ Soja-, Mandel- oder Hafermilch)
4 EL Haferflocken (Zartblatt)
1 TL Dinkel- oder Haferkleie
1 Prise Salz
Zucker nach Geschmack
1 Apfel
2 getrocknete Feigen
2 getrocknete Aprikosen
½ EL Rosinen
½ EL Mandelblättchen oder gehackte Mandeln
1 TL Ceylonzimt, evtl. mit Zucker vermischt
Butter nach Geschmack

Zubereitung:

1. Milch oder Wasser in einen Topf geben. Haferflocken, Kleie, Salz und ggf. Zucker zugeben und unter ständigem Rühren aufkochen lassen. Hitze zurücknehmen und vor sich hin köcheln lassen
2. Den Apfel putzen, klein schneiden oder fein reiben und unterheben. Die Feigen und Aprikosen klein schneiden und mit den Rosinen in den Brei geben.
3. Den Herd ausschalten und den Brei ca. 5 Minuten ziehen lassen (dabei weiterrühren, damit nichts anbrennt).
4. Zum Schluss mit Mandeln bestreuen. Wer mag, kann (Zucker und) Zimt sowie einige Butterflocken obendrauf geben.

TIPP

Ich persönlich mag es gern fett und ersetze einen Teil der Milch durch süße Sahne. Anstatt Butter verwende ich Ghee (geklärtes Butterfett). Und ich nehme fast doppelt so viel Zimt und Zucker, am liebsten braunen Vollrohrzucker beziehungsweise Kokosblütenzucker. Mir entsprechen die wärmenden und nährenden Eigenschaften von Fett, Zucker und Zimt. Aber das ist nicht jedermanns Sache.

BALLASTSTOFFE SORGEN FÜR EINEN GESUNDEN DARM

Grundsätzlich unterscheidet man zwischen löslichen und unlöslichen Ballaststoffen. Erstere können zum Teil erhebliche Mengen Wasser aufnehmen und binden. Sie erinnern sich an die enorme Quellfähigkeit von Pektin, wodurch Fruchtsaft zu Gelee erstarrt? Auf die gesundheitliche Relevanz von Pektin komme ich gleich noch einmal zu sprechen. Zuerst möchte ich Sie auf einen anderen Ballaststoff hinweisen, der ebenfalls im Apfel (und in der Kleie aus unserem Frühstücksbreirezept) enthalten ist: Zellulose.

Zellulose für die Darmpassage

Zellulose zählt zu den wasserunlöslichen Ballaststoffen. Sie vermag nur relativ wenig Wasser zu binden, etwa 0,4 ml/g. (Zum Vergleich: Lösliche Ballaststoffe können bis zu 60 ml/g aufnehmen.) Eine zellulosereiche Kost fördert einen festen und relativ wasserarmen Stuhl und erhöht zudem das Stuhlvolumen. Das wiederum regt die Peristaltik, also die Mobilität des Darms, an, was dazu führt, dass der Stuhl den Darm relativ zügig passiert. Eine regelmäßige Darmpassage sowie eine gute Beweglichkeit des Darms sorgen für den Abtransport potenziell pathogener, also krankheitserregender, Mikroorganismen, beispielsweise Fäulnisbakterien.

Bei träger Darmtätigkeit hingegen verbleiben solche Substanzen recht lange im Kolon und lagern sich zum Teil ab. Da Fäulnisbakterien auf Dauer toxisch wirken, können sie zu Erkrankungen des Darms, aber auch zu weiterreichenden Beschwerden führen.

Lösliche Ballaststoffe – Nahrung fürs Mikrobiom

Auch lösliche Ballaststoffe wie Pektin schützen den Darm, wenn auch über gänzlich andere Mechanismen. Selbst wenn Ballaststoffe uns Menschen nicht als Energiequelle dienen, ernähren sie doch einen Teil von uns, nämlich unsere Darmflora, das berühmte Mikrobiom. Vor allem nützliche Darmbakterien wie Laktobazillen und Bifidobakterien profitieren vom reichlichen Verzehr löslicher Ballaststoffe.

Aber es wird noch besser: Durch die Verstoffwechselung löslicher Ballaststoffe wird der pH-Wert im Darm gesenkt. In einem leicht sauren Milieu gedeihen die schon erwähnten gesundheitsförderlichen Bakterien gut, wogegen pathogene Keime und Fäulnisbakterien schlechtere Wachstumsbedingungen haben und sich nicht so stark ausbreiten können.

Modulation des Immunsystems

Es wird aber noch besser, denn im Zuge der Verstoffwechselung löslicher Ballaststoffe entstehen Substanzen, die einen positiven Einfluss auf Autoimmunerkrankungen haben. Bei Autoimmunerkrankungen richtet sich das Immunsystem gegen körpereigene Gewebe.

Im Fall von Morbus Crohn ist es der Darm; bei Multipler Sklerose wird die Myelinschicht der Nerven angegriffen; und bei rheumatischen Erkrankungen fallen Gelenke, Sehnen oder Bindegewebsstrukturen einem überreagierenden Immunsystem und den daraus resultierenden Entzündungen zum Opfer.

Werden lösliche Ballaststoffe von Darmbakterien fermentiert, entstehen neben Gasen wie Kohlendioxid und Wasserstoff auch kurzkettige Fettsäuren. Deren Salze, vor allem Butyrat und Propionat, regulieren das Immunsystem dahingehend, dass die überschießenden Reaktionen und die damit einhergehenden Entzündungsschübe milder ausfallen oder ganz abklingen.

Wissenschaftler um Mario Zaiss von der Friedrich-Alexander-Universität Erlangen-Nürnberg konnten einen günstigen Einfluss kurzkettiger Fettsäuren auf die Immunprozesse bei Patienten mit rheumatoider Arthritis aufzeigen.

Schutz für Herz, Gefäße, Darmschleimhaut und mehr

Kurzkettige Fettsäuren verantworten noch eine Reihe weiterer protektiver Effekte. Sie stabilisieren die Darmschleimhaut und verbessern ihre Schutzfunktion, wodurch weniger Bakterien und giftige Substanzen aus dem Darm in die Blutbahn gelangen. Eine funktionstüchtige Darmbarriere schützt nicht nur vor Autoimmunerkrankungen, sondern auch vor Allergien.

Die kurzkettigen Fettsäuren selbst gelangen indes schon über die Darmzellen in die Blutbahn, und das ist auch gut so. Denn sie schützen Gefäße und Herz vor arteriosklerotischen Veränderungen.

Über den positiven Einfluss löslicher Ballaststoffe und ihrer Abbauprodukte gäbe es noch viel zu berichten – denn sie senken auch das Diabetesrisiko, fördern die Bildung von Nervenzellen im Gehirn und wirken der Entstehung von Krebs entgegen –, aber das wäre ein neues und ein ganz dickes Buch für sich.

Auf den Punkt gebracht

Für unsere Apfel-Apotheke ist vor allem Folgendes relevant:
Das im Apfel und vor allem in seiner Schale enthaltene Pektin übt vielfältige Schutzfunktionen aus, weshalb man Äpfel möglichst mit der Schale essen sollte.

Womit wir direkt zur nächsten und damit zur Apfelfrage schlechthin kommen.

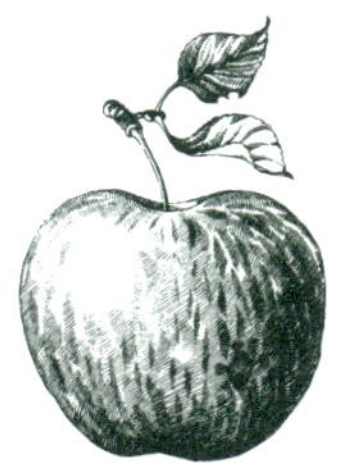

MUSS MAN DEN APFEL WASCHEN?

Das ist nun wirklich eine Wissenschaft für sich. Wenn Sie sich alte Filme anschauen, Romane aus einer längst vergangenen Zeit lesen oder selbst so alt sind, dass Sie Ihren Großvater noch in bildhafter Erinnerung haben, werden Sie sich möglicherweise daran erinnern, dass man Äpfel dereinst am groben Tuch des Arbeitshemdes abgerieben hat, um sodann herzhaft hineinzubeißen.

Wo hätte man ihn auch waschen sollen? Wenn man sein Pausenbrot nebst Apfel nicht gerade an einem plätschernden Bach verzehrte – Wasserhähne zierten zwar manch städtische Wohnung, auf dem Land aber bediente man noch sehr lange die Wasserpumpe im Hof –, gab es kein Wasser zum Reinigen eines Apfels. Unsere Großeltern wären überhaupt nicht auf die Idee verfallen, jedes Obst abzuwaschen, und das brauchten sie auch nicht. Die Äpfel aus Opas Garten waren ja nicht gespritzt. Was also hätte man abwaschen sollen und wozu?

Das hat sich gründlich geändert. Konventionelle Äpfel werden in der Regel 20-mal gespritzt, Bioäpfel zum Teil noch häufiger, allerdings mit Biospritzmitteln natürlichen Ursprungs. Alte Sorten werden gar nicht gespritzt, zumindest müssten sie nicht gespritzt werden. Ob sich alle Obstbauern daran halten, kann man beim Kauf alter Sorten am Marktstand oder direkt am Hof erfragen.

Eckart Brandt spritzt seine Äpfel nicht, isst aber gern und viele Äpfel – schließlich ist der Mann immer auf der Suche nach alten Sorten, die er noch nicht kennt, und probiert an manchen Tagen schon mal mehr Äpfel, als andere Leute in der ganzen Woche essen. Er macht es nach altbewährter Manier und reibt den Apfel am Hemdsärmel oder an einem anderen verfügbaren groben Stoff ab und beißt hinein.

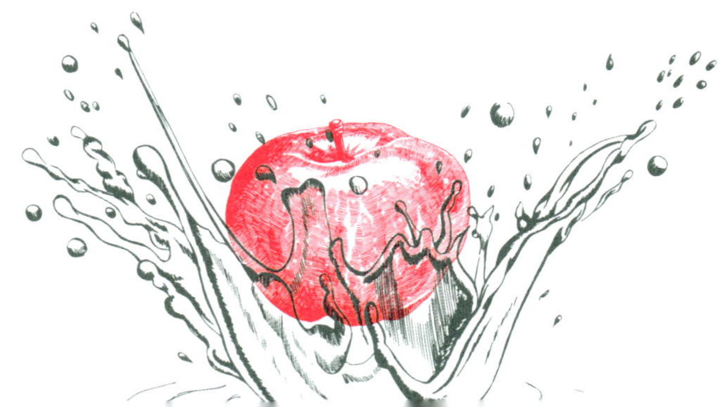

GESPRITZTE ÄPFEL SOLLTE MAN WASCHEN

Die allermeisten Äpfel, die Sie im Supermarkt kaufen, sind aber nun einmal gespritzt und wurden anschließend auch noch mit sogenannten Lagerfungiziden behandelt, um sie während der monatelangen Lagerung vor Pilzbefall zu schützen. Deshalb sollten Sie diese Äpfel vor dem Essen abwaschen, und zwar unter fließendem Wasser, und anschließend trocken reiben. Allerdings lassen sich auch mit der gründlichsten Waschung nie alle Rückstände entfernen, nicht einmal, wenn Sie heißes Wasser unter Zusatz von Spülmittel verwenden würden.

Am besten mit Natron

Aber es gibt einen Trick, mit dessen Hilfe nicht nur Äpfel, sondern auch andere Obst- und Gemüsesorten von schädlichen Substanzen befreit werden können: das Reinigen mit Natron, das hierzulande als Kaiser-Natron, Backnatron, Bullrich-Salz, Speise- oder Backsoda erhältlich ist. Amerikanische Forscher konnten nämlich nachweisen, dass Natron in der Lage ist, einen Großteil bestimmter Pestizidrückstände von Äpfeln zu entfernen. In Italien finden Sie Natron in Großpackungen in jedem Supermarkt. Italienische Hausfrauen baden grundsätzlich frische Lebensmittel in einer Natronlauge, bevor sie sie weiterverarbeiten.
Auch Mariele Simon, eine gestandene Bäuerin und Betreiberin eines Hofladens im wunderschönen Chiemgau, hat sich diese Technik vor langer Zeit zu eigen gemacht. Denn Natron entfernt nicht nur Rückstände von Pflanzenschutzmittel, sondern auch andere wasserlösliche Schmutzpartikel. Das liegt daran, dass Natriumhydrogencarbonat – so die korrekte Bezeichnung des weißen Pulvers – eine ionische Verbindung ist, die in Wasser in Hydrogencarbonat- und Natriumionen dissoziiert (getrennt wird). Durch die Verschiebung des pH-Wertes ins basische Milieu lassen sich wasserlösliche Verschmutzungen besser von Oberflächen (in unserem Fall von der Apfelschale) entfernen als mit bloßem Wasser.

Tipp von Mariele Simon

»Ich setze morgens gleich 1 bis 1,5 Liter Wasser an, in das ich 2 TL Natronpulver gebe. Ideal ist eine hochwandige Schüssel, damit die Äpfel anschließend gut bedeckt werden. Dann rühre ich das Ganze ein bisschen durch, damit sich das Pulver auflöst und besser verteilt.
Im Schnitt passen vier bis fünf Äpfel in die Schüssel. Wenn es kleine sind, auch mehr. Die lasse ich eine gute Viertelstunde in der Lösung baden.
Anschließend trockne ich sie ab und lege sie in eine Schale.
So habe ich immer saubere Äpfel für die ganze Familie auf dem Tisch.
Am Abend ist die Schale meist leer, und ich habe nicht einen einzigen abgekriegt.«

Zur Not einfach gut abreiben

Doch was tun, wenn man unterwegs ist und kein Wasser, geschweige denn Natron zur Hand ist, werden Sie vielleicht einwenden. Zu Hause waschen und trocknen, bevor der Apfel in die Pausentüte kommt, wäre eine Möglichkeit. Wenn Sie den Apfel indes unterwegs kaufen, am Kiosk oder in der Kantine, bleibt nur das Abreiben an einem verfügbaren Stoff.
Es sollte vielleicht nicht unbedingt die weiße Seidenbluse sein, aber jedes gröbere Material eignet sich zur Reinigung, vor allem, wenn Sie Äpfel mit einer ausgeprägten Wachsschicht essen.

WAS IST MIT DER WACHSSCHICHT?

Die nächste Hürde, an der viele Apfelfreunde zu scheitern drohen, ist die Wachsschicht. Nicht wenige Konsumenten sehen in ihr eine gesundheitliche Bedenklichkeit, die sie am liebsten wegschälen würden. Ich sagte ja: eine Wissenschaft für sich.

Alles Natur!

So viel vorweg: Die Wachsschicht ist keine vom Apfelbauern Ihres Vertrauens aufgetragene Paste, sondern ein Schutzfilm, den der Apfel selbst ausbildet und der ihn vor dem Austrocknen und vor Fressfeinden wie Insekten schützen soll. Weder ist sie aus gesundheitlichen Gründen schädlich, noch beeinträchtigt sie die Qualität eines Apfels. Allerdings haften Staub- und Schmutzpartikel an einer fettigen Oberfläche besser als an trockenen Oberflächen, weshalb man den Apfel einfach abreiben sollte.

Die Wachsschicht fällt je nach Apfelsorte recht unterschiedlich aus. Einige Sorten entwickeln so viel davon, dass sie speckig glänzen, was ihnen Namen wie Speckapfel, Schmalzprinz oder Fettapfel eingetragen hat. Eher wenig Wachs findet sich auf Äpfeln, die natürlicherweise eine raue Schale ausbilden – wie der *Rote Boskoop* oder der *Cox Orange* – und die vorzugsweise in maritimen Klimazonen gedeihen. Deutlich mehr Wachs bilden glattschalige Äpfel wie der *Gravensteiner* oder *Jonagold*, die tendenziell eher in milderen Gefilden gedeihen.

Die Wachsschicht bildet sich übrigens erst nach der Ernte aus. Sie sorgt dafür, dass die Früchte lagerfähig sind und nicht schrumpelig werden. Abhängig von Temperatur und Dauer der Lagerung kann sich die Wachsschicht intensivieren. In Deutschland ist das nachträgliche Wachsen von Äpfeln verboten. Dieses Verbot gilt allerdings nicht für Importware, die in solchen Fällen jedoch entsprechend gekennzeichnet werden muss.

Bei Bedarf abreiben

Da sich eine ausgeprägte Wachsschicht nur schwer wegwaschen lässt, es sei denn, man brächte Spülmittel zum Einsatz, sollte man speckige Äpfel am besten mit einem groben Tuch abreiben.

Auf den Punkt gebracht

Bei ungespritzten Äpfeln reicht es, sie abzureiben – was auch die Wachsschicht reduziert. Gespritze Äpfel aus dem Supermarkt sollten Sie besser gründlich waschen.

SOLL MAN DAS KERNGEHÄUSE MITESSEN?

Auch am Apfelbutzen oder Apfelkrebs, wie der bis auf das Kerngehäuse abgebissene Rest genannt wird, scheiden sich die Geister. Soll, ja, darf man ihn mitessen?
Nun, wem das grobfasrige und harte Kerngehäuse zu kratzig ist und wer Beschwerden mit dem Schlucken desselben hat, sollte den Apfelrest einfach wegwerfen.
Wer indes keine Probleme damit hat, die groben Strukturen zu zerkauen und zu schlucken, kann den Apfelbutzen ruhig mitessen. Das Kerngehäuse, das die Apfelkerne umschließt, wirkt mit seinen groben Strukturen wie ein Besen im Darm, denn sie putzen ihn ordentlich durch. Außerdem beherbergt das Kerngehäuse Bakterien, die der Darmflora zuträglich sind.

GRÖSSERE BAKTERIENVIELFALT IN BIOLOGISCHEN ÄPFELN

Wissenschaftler der Universität Graz haben das Mikrobiom des Apfels unter die Lupe genommen. Dabei haben sie sowohl die unterschiedlichen Gewebetypen der Frucht analysiert (also Apfelstiel, Fruchtfleisch, Schale, Kerngehäuse etc.) als auch konventionelle von biologisch angebauten Äpfeln unterschieden.
Die Anzahl der gefundenen Bakterien war bei konventionell und biologisch erzeugten Früchten gleich und lag in etwa bei rund 100 Millionen Bakterien pro Apfel, sofern man den gesamten Apfel inklusive Kerngehäuse verzehrt.
Biologisch erzeugte Äpfel wiesen jedoch eine um 40 Prozent vielfältigere und ausgewogenere Zusammensetzung an Bakterien auf im Vergleich zu herkömmlichen Supermarktäpfeln.
Zudem kamen potenziell pathogene Keime wie die berüchtigten Escherichia-Shigella, die unter anderem Durchfallerkrankungen hervorrufen, nur in konventionellen Äpfeln vor. Gesundheitsfördernde Bakterien wie Laktobazillen, die für eine gesunde Darmflora sorgen, traten wiederum vermehrt in biologisch angebauten Äpfeln auf.

Hohe Bakteriendichte und Polyphenolgehalt in Apfelkernen

Auch bei der Untersuchung der einzelnen Gewebeteile des Apfels stießen die Forscher auf erhebliche Differenzen hinsichtlich der bakteriellen Besiedelung. Während Fruchtfleisch und Apfelschale die höchste Bakterienvielfalt aufwiesen, fanden sie in den Apfelkernen – also den Apfelsamen – die höchste Bakteriendichte.

Aber Apfelkerne punkten auch noch in einer anderen Hinsicht: Im Vergleich zu anderen Apfelgeweben wie Schale oder Fruchtfleisch enthalten sie besonders viele antioxidativ wirksame Phenole (siehe Kapitel »Schützende Phenole«). Dazu zählen vor allem das bereits erwähnte Phloridzin, das unter anderem blutzuckersenkend wirkt, sowie Chlorogensäure, die auch im Kaffee vorkommt und gemeinhin als Kaffeesäure bekannt ist.

Zwar enthalten Apfelkerne auch Amygdalin, das im Körper zu Blausäure umgebaut wird, die in größeren Mengen toxisch ist. Allerdings müsste man schon sehr viele Äpfel essen, um wirklich Schaden zu erleiden.

NOCH MEHR NUTZEN

Aus Apfelkernen wird sogar Öl gewonnen, das so schmackhaft sein muss, dass es auf einer großen österreichischen Lebensmittelmesse mit einem Innovationspreis bedacht wurde. Apfelkernextrakte werden übrigens auch in der Kosmetikindustrie verwendet.

Auf den Punkt gebracht

Essen Sie Ihren Apfel ruhig mit der Schale und mit dem Kerngehäuse, wenn Sie das mögen. Den Stiel und die Blüte würde ich allerdings weglassen. Erstens sammelt sich in den Vertiefungen der meiste Dreck an, der nur schwer wegzukriegen ist. Und dann ist so ein Stiel doch ziemlich zäh, um nicht zu sagen: holzig.

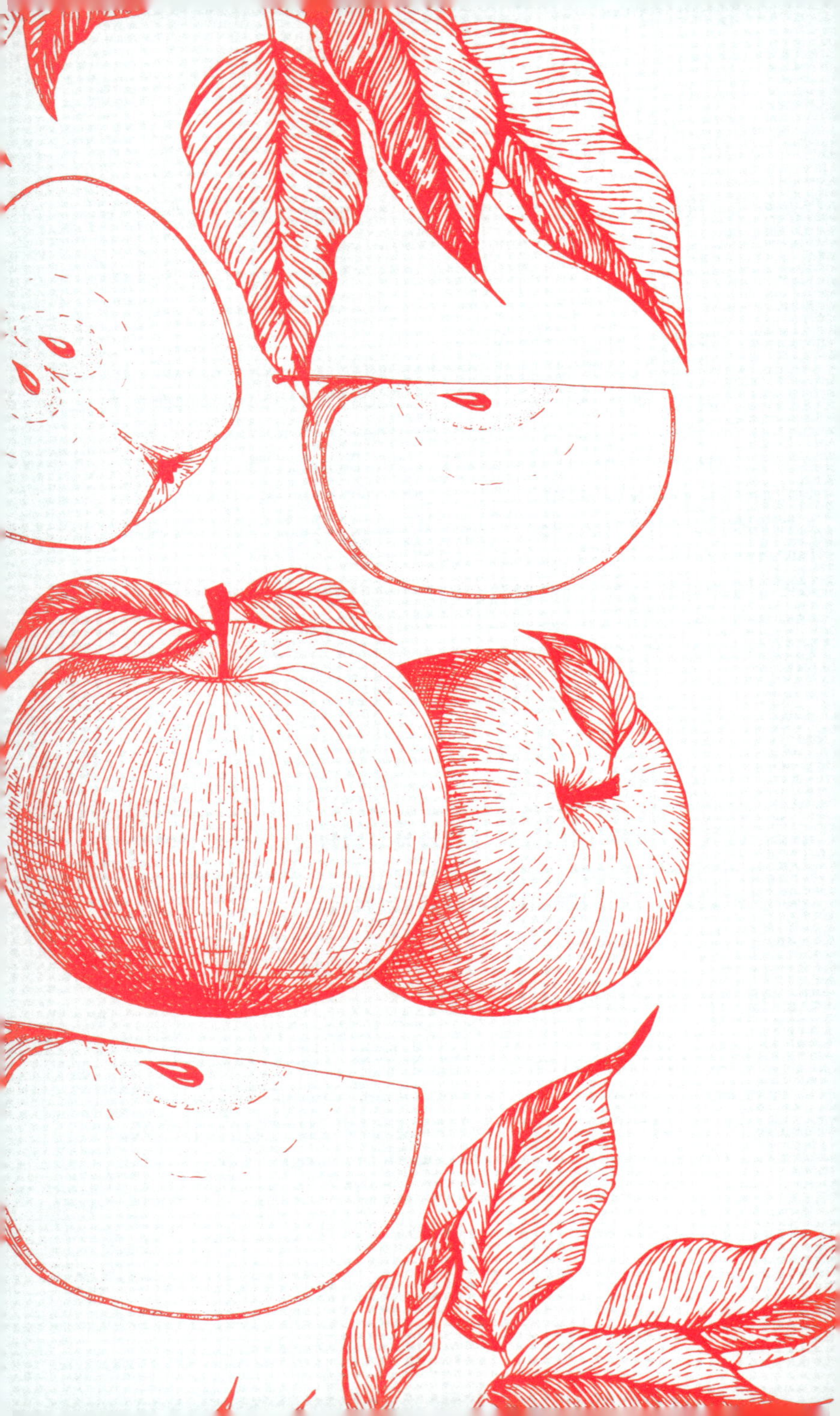

SCHUTZ VOR KRANKHEIT

Wie der Apfel Beschwerden vorbeugt und lindert

Die Spanne der Krankheiten, die sich durch den regelmäßigen Verzehr von Äpfeln verhindern oder in ihrer Ausprägung lindern lassen sollen, ist groß: Sie reicht von leichten Erkältungskrankheiten bis hin zu schwerwiegenden und lebensbedrohlichen Erkrankungen wie Herz-Kreislauf-Erkrankungen und sogar Krebs.
Die meisten Aussagen zur prophylaktischen wie auch therapeutischen Wirkung beziehen sich auf den Genuss der rohen Frucht samt Schale. Doch mitunter erzielen auch andere Darreichungsformen größere Schutzwirkungen, etwa als Saft, Apfelessig oder – wie bereits in Kapitel »Ballaststoffe sind kein unnötiger Ballast« ausführlich dargelegt – in getrockneter Form als Apfelring.

ALLERGIEN

Menschen, die allergisch auf Birkenpollen sowie andere Baumpollenarten reagieren, entwickeln häufig Kreuzallergien auf bestimmte Lebensmittel, vor allem auf Äpfel. Ursache ist das Allergen »Mal d1«, ein im Apfel vorkommendes Protein. Es ähnelt den im Birkenpollen vorkommenden Allergenen und kann bei Allergikern eine Immunreaktion auslösen. Die Symptome reichen von Brennen, Juckreiz und Rötungen bis zu Schwellungen im Bereich der Mund- und Rachenschleimhaut.
Die Betroffenen entwickeln solche Symptome vor allem nach dem Verzehr gängiger Sorten wie *Golden Delicious, Granny Smith, Gala* oder *Jonagold,* reagieren bei alten Apfelsorten wie dem *Roten Boskoop* hingegen weniger heftig oder gar nicht. Deshalb lag die Vermutung nahe, dass die allergischen Reaktionen sortenabhängig sein müssten. Dieser Vermutung ist der BUND Lemgo nachgegangen und hat entsprechende Meldungen von Konsumenten gesammelt und eine Übersicht erstellt, die potenziell allergieauslösende sowie unbedenkliche Äpfel auflistet. Einen Auszug daraus bietet die Tabelle »Verträglichkeit von Apfelsorten«.

ALLERGIESTUDIE ZU APFELSORTEN

Wenden wir uns zunächst den Nachweisen zu, die Wissenschaftler um Karl-Christian Bergmann von der Charité Berlin erbracht haben. Sie konnten in mehreren Untersuchungen zeigen, dass bestimmte Äpfel Allergien auslösen, andere dies aber nicht tun.

In einer relativ neuen Studie aus dem Jahr 2020 ließen die Forscher Menschen, die zu Apfelallergien neigen, zunächst einen Apfel der Sorte *Golden Delicious* essen und dokumentierten anschließend die daraufhin auftretenden Symptome.

Danach sollten die Studienteilnehmer über einen Zeitraum von 90 Tagen täglich einen allergenarmen Apfel folgender Sorten essen: *Alkmene, Eifeler Rambur, Goldparmäne, Roter Boskoop.*

Nach der täglichen Apfelkost notierten die Probanden die auftretenden Symptome, also insgesamt 90-mal. Am Ende der Studie aßen die Probanden noch einmal einen Apfel der Sorte *Golden Delicious,* mit dem Ergebnis, dass allergische Reaktionen seltener und schwächer ausgeprägt auftraten. Die Wissenschaftler vermuten, dass die Allergiker durch den regelmäßigen Konsum alter, allergenarmer Apfelsorten eine gewisse Toleranz gegenüber den im *Golden Delicious* enthaltenen Allergenen entwickelten, weshalb sie ihn anschließend besser vertragen haben.

Ferner nehmen die Wissenschaftler an, dass der im Vergleich zum *Golden Delicious* deutlich höhere Gehalt an Polyphenolen in den vier getesteten alten Sorten einen Einfluss auf die Toleranzentwicklung der Allergiker genommen haben könnte. Der außerordentlich hohe Polyphenolgehalt in den getesteten alten Sorten korrespondiert vermutlich auch mit einem geringeren Gehalt des allergieauslösenden Proteins Mal d1.

Der aus den USA stammende *Golden Delicious* enthält also deutlich weniger Polyphenole als die getesteten alten Sorten. Polyphenole, die Pflanzen als Schutz dienen und auch der menschlichen Gesundheit zuträglich sind, sorgen für einen eher säuerlichen und herben Geschmack. Und so kommt es, dass Neuzüchtungen wie *Gala* oder *Jonagold,* in die der *Golden Delicious* hineingekreuzt wurde, zwar weniger säuerlich schmecken und damit vermutlich eher dem Konsumentengeschmack entsprechen, dafür aber auch weniger Polyphenole enthalten und ein stärker ausgeprägtes allergenes Potenzial haben.

Auch wenn noch viele Fragen hinsichtlich der konkreten Wirkmechanismen im Rahmen von Folgestudien geklärt werden müssen, ist das Ergebnis dieser Arbeit für Apfelallergiker ein Hoffnungsschimmer. Erstens müssen sie nicht mehr grundsätzlich auf Äpfel verzichten, sofern sie denn alte Sorten essen. Zudem können sie durch den regelmäßigen Verzehr alter Sorten eine gewisse Toleranz gegenüber Supermarktäpfeln aufbauen, was sie in die Lage versetzen würde, unbeschwert in einen Apfel beißen zu können, ohne Angst vor einem geschwollenen Schlund haben zu müssen.

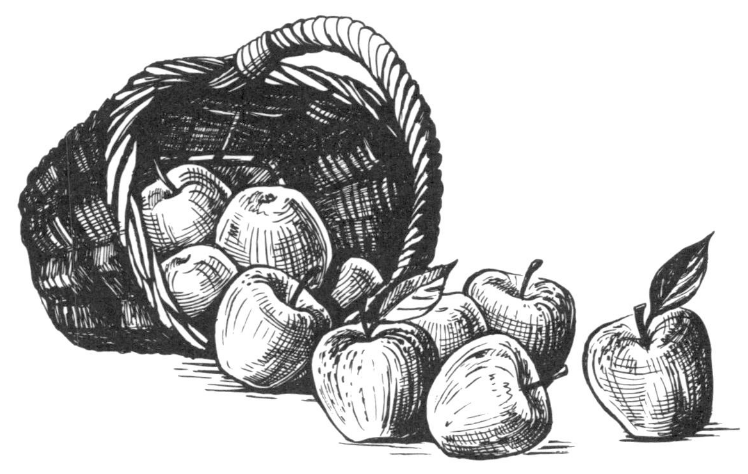

»Allergiestudie: Apfelsorten und Inhaltsstoffe«

Eine Übersicht zu den in der Studie gegessenen Apfelsorten und entsprechend relevanten Inhaltsstoffen. (Bestimmung vom 30.01.2017, Technische Hochschule OWL)

Erläuterung zur Tabelle:

Spalte 2: Summe der enthaltenen Polyphenole mittels HPLC (Summe aus Catechin, Chlorogensäure, Epicatechin, Rutin, Phloridzin, Quercetin, Phloretin);

Spalte 3: antioxidative Kapazität (TEAC-Test) Quelle: Bergmann, K.-C. et al.: Erwerbs-Obstbau; Springer-Verlag, Heidelberg 2020, online am 23.4.2020

Apfelsorte	**Summe Polyphenole (mg/kg Apfel)**	**TEAC Polyphenole (mg Trolox/ 100 g Apfel)**	**Äpfelsäure (%)**	**Zucker, gesamt (%)**
Alkmene	92	32,4	0,48	9,5
Eifeler Rambur	346	39,2	0,27	10,9
Goldparmäne	531	42,0	0,49	11,0
Roter Boskoop	687	64,5	0,78	16,0
Golden Delicious	96	17,6	0,14	12,0

Quelle: Bergmann, K.-C. et al.: Erwerbs-Obstbau; Springer-Verlag, Heidelberg 2020, online am 23.4.2020

Verträglichkeit von Apfelsorten – eine Statistik

Apfelsorten, die dem BUND Lemgo von Allergikern als verträglich beziehungsweise unverträglich gemeldet worden sind. Erfasst wurden Sorten, zu denen mindestens drei Meldungen vorliegen. Hier ein Auszug, Gesamtliste im Internet, Stand Januar 2019

Apfelsorten	**verträglich**	**unverträglich**
Alkmene	124	10
Berlepsch, Goldrenette	77	5
Braeburn	10	72
Elstar	19	59
Gala	3	37
Golden Delicious	4	157
Goldparmäne	117	11
Granny Smith	0	77
Gravensteiner	51	12
Jonagold	6	68
Ontario	40	2
Pink Lady	7	27
Prinz Albrecht von Preußen	56	6
Roter Boskoop	124	9
Santana	65	6
Weißer Klarapfel	27	1

Quelle: BUND Lemgo; ein PDF der vollständigen Liste finden Sie auf der Website, siehe Anhang unter »Weitere Websites«.

Allergenarme Neuzüchtungen

Um dem zunehmenden Problem von Lebensmittelunverträglichkeiten zu begegnen, wurden für den konventionellen Obstbau Apfelsorten gezüchtet, die für Allergiker geeignet sind. Dazu zählt *Santana,* der in den 1970er-Jahren in den Niederlanden gezüchtet wurde (Santana ist in der Aufstellung des BUND Lemgo als verträglicher Apfel gelistet). Allerdings ist Santana kaum lagerfähig und wird daher im konventionellen Handel nicht angeboten.

Das Bayerische Obstzentrum in Hallbergmoos hat zwei Apfelsorten gezüchtet, die von Apfelallergikern vertragen werden. Eine dieser Neuzüchtungen heißt *Gräfin Goldach.* Dieser Apfel wird von Menschen, die auf das allergen wirkende Protein Mal d1 reagieren, gut vertragen. Untersuchungen zufolge enthalten die Äpfel so geringe Konzentrationen dieses Proteins, dass die Früchte von Menschen, die darauf mit Juckreiz oder Kribbeln reagieren würden, offenkundig toleriert werden können. Äpfel der Sorte *Gräfin Goldach* sind nach Angaben des Bayerischen Obstzentrums deutlich länger lagerfähig als Äpfel der Sorte *Santana.*

Noch führt der Handel diese Äpfel nicht im Sortiment. Es wird wohl noch ein paar Jahre dauern, bis Allergiker auch auf diese Alternative zurückgreifen können. Weiterführende Informationen finden Sie unter www.obstzentrum.de

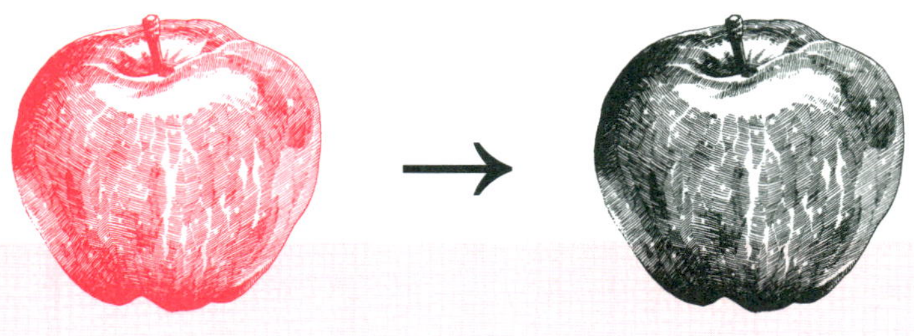

WENIGER HEUSCHNUPFEN DURCH HOHEN POLYPHENOLGEHALT

Der hohe Polyphenolgehalt in alten Apfelsorten vermag nicht nur allergische Symptome im Mund-Rachen-Raum zu lindern. Auch die allergische Rhinitis, umgangssprachlich als Heuschnupfen bezeichnet, fällt offenkundig nach dem regelmäßigen Verzehr alter Apfelsorten milder aus. So berichteten Teilnehmer einer von Prof. Bergmanns Studien, dass sie in der auf das Apfelexperiment folgenden Heuschnupfensaison deutlich weniger Symptome hatten als in den Jahren zuvor.

In Kasachstan, dem Ursprungsgebiet des Apfels, leiden die Menschen übrigens seltener an Heuschnupfen als hierzulande.

Prof. Bergmann vermutet, dass dies mit den traditionellen Apfelsorten und deren hohen Polyphenolgehalt zu tun haben könnte.

Polyphenole wirken immunmodulierend und sorgen dafür, dass die regulatorischen T-Zellen im Blut, die für eine Toleranz gegenüber Nahrungsmittelantigenen zuständig sind, funktionsfähig bleiben, was bei Allergikern häufig nicht der Fall ist.

Dass die im Apfel enthaltenen Polyphenole einen konkreten Einfluss auf Heuschnupfensymptome haben, wurde mit einer Studie untermauert, bei der extrahierte Apfelpolyphenole an Allergiker verabreicht wurden. Die Betoffenen, die hohe Dosen Apfelpolyphenol zu sich nahmen, berichteten über weniger Niesattacken sowie einen geringeren rhinitistypischen Nasenfluss, verglichen mit den Probanden der Kontrollgruppen, die geringere Dosen beziehungsweise gar keine Polyphenole zu sich nahmen. Auch die Schwellung der Nasenschleimhäute nahm unter hohen Polyphenoldosen ab.

Auf den Punkt gebracht

Es spricht also einiges dafür, Äpfel mit hohem Polyphenolgehalt zu essen, um sich vor Allergien zu schützen oder bestehende Allergien zu lindern.

ARTERIOSKLEROSE

Dass Äpfel den Cholesterinspiegel senken können, insbesondere das LDL-Cholesterin, haben wir bereits im Zusammenhang mit Pektin festgestellt, das im Apfel reichlich vorhanden ist (siehe Kapitel »Pektin, ein Wundermittel der Natur«). Aber arteriosklerotische Veränderungen sind nicht ausschließlich durch einen erhöhten Cholesterinspiegel bedingt, auch wenn permanent erhöhte LDL-Cholesterinspiegel eine wesentliche Ursache darstellen.

KLEINER EXKURS ZUM LDL- UND HDL-SPIEGEL

LDL heißt nichts anderes als Low-density Lipoprotein, ist also ein Komplex aus Fett und Eiweiß von niedriger Dichte. Der Körper ist auf dieses Fettprotein, das er im Übrigen auch selbst herstellt, angewiesen, um Fett in die Zellen transportieren zu können, damit es dort zur Energiegewinnung verfügbar ist.

LDL-Cholesterin erfüllt noch eine Reihe weiterer Funktionen. So wird es beispielsweise in die Zellmembranen eingebaut, wo es für Stabilität der Zellwände sorgt, und es fungiert als Vorstufe für die Bildung diverser Hormone.

So weit, so gut. Problematisch und gesundheitlich bedenklich wird LDL-Cholesterin erst dann, wenn zu viel davon im Blut zirkuliert. Und hier kommt sein Antagonist ins Spiel, das HDL-Cholesterin oder High-density Lipoprotein, das über eine höhere Dichte verfügt als LDL. HDL sorgt dafür, dass überschüssiges LDL zurück zur Leber transportiert wird, wo es zu Gallensäure abgebaut und ausgeschieden wird, bevor es Schaden in den Blutgefäßen anrichten kann.

Weil LDL-Cholesterin aber nicht nur im Körper synthetisiert, sondern auch mit der Nahrung zugeführt wird, kann es zu einem Ungleichgewicht zwischen LDL und HDL kommen. Der LDL-Cholesterinspiegel wird durch tierische Nahrungsmittel und gesättigte Fettsäuren angehoben, vor allem durch den Verzehr von Butter, Fleisch- und Wurstwaren, aber auch Schalentieren wie Shrimps und Hühnereiern. Der

HDL-Gehalt hingegen wird durch ungesättigte Fette, die in Nüssen, Samen oder Fisch vorkommen, aber auch durch Obst und Gemüse erhöht.

Wer also eine ausgeprägte Schwäche für Hausmannskost hat und pflanzliche Produkte eher dem Tierfutter zuschreibt, riskiert über kurz oder lang erhöhte LDL-Spiegel und damit eine ganze Reihe gesundheitlicher Probleme.

DER WEG ZU PLAQUE UND INFARKT

Das LDL-Cholesterin hat nämlich die ungünstige Neigung, oxidieren zu wollen. Und wenn sich nur reichlich davon in den Gefäßen befindet, weil nicht genügend HDL da war, um es abzutransportieren, dann oxidieren die Low-density-Fetteiweiße. Das ruft wiederum Makrophagen, Fresszellen des Immunsystems, auf den Plan, die das oxidierte LDL umzingeln, weil sie es für einen Eindringling halten, der an der Gefäßinnenhaut nun mal nichts zu suchen hat.

Das ist aber noch nicht alles. Weil die Makrophagen mit der Vernichtung der oxidierten LDL-Moleküle überfordert zu sein scheinen, rufen sie Verstärkung, indem sie Proteine aktivieren, die wiederum zusätzliche Immunzellen herbeirufen und eine regelrechte Entzündungsreaktion lostreten. Es kommt zur Bildung sogenannter Schaumzellen, die in ihrer Anhäufung zu den gefürchteten Plaques am Endothel, also an den Innenflächen der Blutgefäße, führen. Die Gefäßwände verdicken und versteifen sich und werden letztlich brüchig.

Da die Arterien für die Versorgung des Körpers mit frischem, sauerstoffreichem Blut zuständig sind, werden mit zunehmender Plaquebildung die davon betroffenen Körperregionen schlechter versorgt. Vor allem bei den feinen Herzkranzgefäßen werden Plaqueablagerungen zum Problem, weil die Sauerstoffversorgung des Herzens beeinträchtigt wird. Reißen die Ablagerungen, können sich kleine Blutgerinnsel bilden. Und wenn die in den ohnehin verengten Gefäßen des Herzens oder in der Halsschlagader hängen bleiben, wird es gefährlich. Dann kann es zu einem Herz- oder Hirninfarkt kommen.

Arteriosklerose ist in den westlichen Industrieländern nach wie vor die häufigste Todesursache, und sie ist ganz eindeutig eine Zivilisationserkrankung, die auf einen ungünstigen Lebensstil zurückgeht. Neben hohen LDL-Cholesterinspiegeln tragen chronischer Stress, Bewegungsmangel, erhöhter Alkoholkonsum sowie Rauchen, aber auch chronische Entzündungen zu arteriosklerotischen Veränderungen bei.

APFELPEKTIN FÜR GUTE CHOLESTERINWERTE

Aber unser Thema ist die Ernährung, und zwar die Ernährung mit Äpfeln. Und da wären wir wieder beim Pektin.
Lösliche Ballaststoffe, zu denen Pektin zählt, binden in hohem Maße Gallensäure (die aus LDL-Cholesterin hergestellt wird) und fördern ihre Ausscheidung über den Darm. Dadurch wird dem Körper LDL-Cholesterin entzogen.
Aber Pektin senkt nicht nur den LDL-Spiegel, es erhöht auch das HDL-Cholesterin, was wiederum dafür sorgt, dass LDL nicht über Gebühr in den Blutgefäßen verbleibt, um sie zu schädigen. Alles in allem

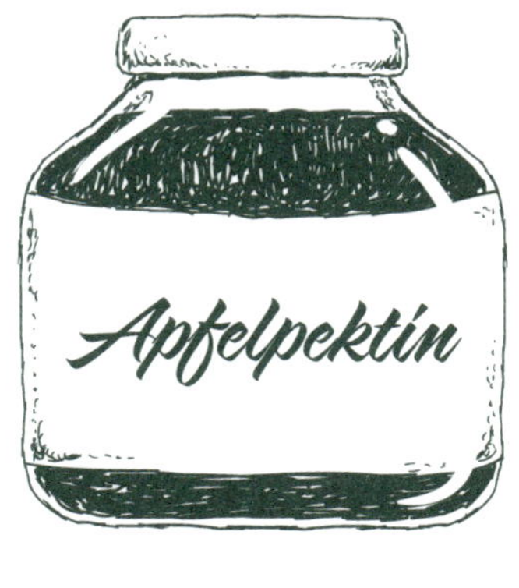

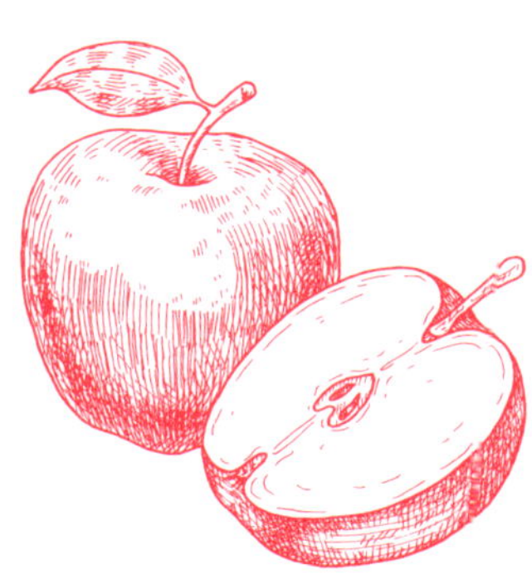

darf das Pektin aus Äpfeln als Schutzfaktor vor Arteriosklerose und seinen Folgeerkrankungen betrachtet werden.
Zu diesem Ergebnis kam auch eine österreichische Studie, die ein Erfrischungsgetränk zum Einsatz brachte, das Apfelpektin und Guar enthielt. (Guar ist ein Pulver, das aus den Samen der Guarpflanze gewonnen wird und über eine enorm hohe Quellfähigkeit verfügt.) Die Probanden erhielten das Getränk in gesteigerter Dosierung zugeteilt, das heißt, Gruppe 1 nahm alle zwei Tage eine Tasse zu sich, Gruppe 2 pro Tag eine Tasse, und Gruppe 3 trank täglich zwei Tassen davon.
So viel vorweg: Alle Gruppen profitierten von diesem Drink hinsichtlich ihrer Cholesterinwerte. Die besten Ergebnisse erzielten allerdings jene Probanden, die reichlich, also zwei Tassen pro Tag, zu sich nahmen. Während sie beim HDL-Cholesterin deutlich zulegen konnten, sank ihr LDL-Spiegel um 19,1 Prozent. Und das ist richtig viel!

Praxistipp: Apfelpektin

Apfelpektin kann man im Handel kaufen. Üblicherweise wird es zur Herstellung von Gelees und Marmeladen verwendet. Aber man kann auch eine Messerspitze ins Smoothie oder in den Frühstücksbrei geben oder noch einfacher in Wasser einrühren und trinken.
Die beste Art und Weise, Apfelpektin zu sich zu nehmen, ist allerdings immer noch ein richtiger Apfel, und zwar mit Schale. Denn erst das Zusammenspiel aller Inhaltsstoffe macht den Apfel so gesund!

ANTIOXIDANTIEN SCHÜTZEN VOR ARTERIOSKLEROSE

Der Apfel punktet nicht nur mit Pektin, sondern mit einer ganzen Reihe weiterer sekundärer Pflanzenstoffe, die durch ihre antioxidative Wirkung der oxidativen Neigung des LDL-Cholesterins entgegenwirken und so arteriosklerotische Veränderungen verhindern und reduzieren können.
Zu den antioxidativ wirksamen Substanzen zählen neben den Vitaminen A, C und E und dem Mineral Zink diverse Polyphenole, darunter Quercetine, Procyanidine sowie Chlorogensäure und Epicatechin.
Nachdem es am Endothel, der Gefäßinnenwand, zu entzündlichen Prozessen kommt, die arteriosklerotische Veränderungen unterstützen, stellen die im Apfel vorkommenden Substanzen, denen eine antientzündliche Wirkung zugeschrieben wird, einen weiteren Schutzaspekt dar. Dazu zählt vor allem das bereits mehrfach gepriesene – Sie ahnen es – Pektin.

Tipp von Dr. Matthias Riedl

»In Studien mit Polyphenolen aus Olivenöl wurde gezeigt, dass diese zu einer geringeren postprandialen Oxidation des LDL-Cholesterins führen und somit vor arteriosklerotischen Veränderungen schützen können.
Dies ist auch auf die Polyphenole aus dem Apfel übertragbar.
Besonders alte Apfelsorten haben einen hohen Polyphenolgehalt in der Schale (zum Beispiel Roter Boskoop oder Gravensteiner). Daher Äpfel immer samt Schale verarbeiten und verzehren.
Äpfel enthalten den wasserlöslichen Ballaststoff Pektin. Dieser wird von den Dickdarmbakterien zu antientzündlich wirkender Buttersäure abgebaut. Auch das im Apfel enthaltene Vitamin E hat eine antientzündliche Wirkung, da es die Körperzellen vor freien Radikalen schützt, die bei Entzündungsprozessen vermehrt entstehen.
Zusammenfassend kann man sagen, dass die protektive Wirkung des Apfels auf die Gefäßgesundheit durch Polyphenole (die neben ihrer antientzündlichen sowie antioxidativen Wirkung das LDL-Cholesterin senken), den

löslichen Ballaststoff Pektin (antientzündliche Wirkung durch Abbau zu Buttersäure) sowie Vitamin E (antientzündliche Wirkung) als multikausal bezeichnet werden kann.
In Studien konnte der Konsum von zwei Äpfeln pro Tag den Cholesterinwert als Risikofaktor für Herz-Kreislauf-Erkrankungen leicht senken. Dennoch sollte natürlich auch hier Abwechslung auf dem Speiseplan herrschen. Bevorzugt werden sollten neben Äpfeln zuckerarme und ballaststoffreiche Obstsorten wie Heidelbeeren, Himbeeren und Brombeeren. Auch diese sorgen für gesunde Blutgefäße und ein stabiles Immunsystem.«

Praxistipp: Auf den Zuckergehalt achten
Essen Sie nach Möglichkeit Äpfel mit einem geringen Zuckergehalt. Denn Zucker fördert Entzündungen und damit auch Arteriosklerose.
Das heißt nicht, dass Sie nicht ab und zu auch mal in einen zuckersüßen Apfel beißen dürfen. Ein süßer Apfel ist immer noch besser als kein Apfel.
Aber wenn Sie die Empfehlung vom täglichen Apfel in Ihren Alltag integrieren wollen, sollten Sie sich geschmacklich an säuerliche und herbe Äpfel heranwagen. Mit der Zeit werden Sie die neuen und vielfältigen Aromen zu schätzen lernen. Zwar können auch säuerlich schmeckende Äpfel einen hohen Zuckergehalt aufweisen wie beispielsweise der *Rote Boskoop*. Nur enthalten sie in der Regel – denn daher rührt nun mal der säuerliche Geschmack – auch vermehrt Fruchtsäuren, Gerbstoffe und weitere sekundäre Pflanzenstoffe, die über ein antientzündliches Potenzial verfügen.
Eine Übersicht zum Zuckergehalt verschiedener Apfelsorten finden Sie im Abschnitt »Diabetes«.

Äpfel schützen auch Mäuse vor Arteriosklerose

Klinische Studien, also Studien am Menschen, sind zwar der Goldstandard zur Validierung von Annahmen wie jener, dass Äpfel vor Arteriosklerose schützen. Aber weil sie aufwendig und teuer sind, gehen ihnen in der Regel In-vitro- sowie Tierstudien voraus, in denen solche Hinweise oder Arbeitsthesen zunächst überprüft werden. So geschehen auch in der folgenden Studie, die 2008 im *Journal of Agricultural and Food Chemistry* erschienen ist.

Ziel der Studie war, die antiarteriosklerotische Wirkung von Apfelphenolen sowie Apfelfasern im Tiermodell, konkret an Mäusen, zu beleuchten. Die untersuchten Tiere hatten eine Fettstoffwechselstörung, die zu erhöhten Cholesterinspiegeln und den nachgelagerten arteriosklerotischen Veränderungen führte. Nach viermonatiger Verabreichung von Apfelbestandteilen fanden die Wissenschaftler deutlich geringere Schäden an der Hauptschlagader der Mäuse vor. Daraus schlossen sie, dass sowohl Apfelphenole als auch Apfelfasern einen protektiven Einfluss hinsichtlich der Entstehung von Arteriosklerose haben könnten.

Als potenziellen Wirkmechanismus vermuteten sie die infolge der Apfelextrakt-Kur erniedrigten Harnsäurespiegel. Erhöhte Harnsäurewerte, die typischerweise auch bei Gicht und rheumatischen Erkrankungen auftreten, können auch arteriosklerotische Veränderungen beschleunigen.

Auf den Punkt gebracht

Der Apfel verfügt über ein weites Spektrum an Wirkmechanismen, mit denen er vor Arteriosklerose und dem damit einhergehenden Risiko eines Herzinfarktes oder eines Schlaganfalls schützen kann. Und was lernen wir daraus? Einen Apfel pro Tag, mindestens!

ATEMWEGSERKRANKUNGEN

Dass Quercetin, der im Apfel stark vertretene sekundäre Pflanzenstoff, eine antivirale Wirkung entfaltet und damit Atemwegserkrankungen, die häufig durch Viren ausgelöst werden, vorbeugen beziehungsweise diese lindern kann, wissen Sie bereits. Auch antientzündlich und antioxidativ wirksame Substanzen im Apfel schützen vor Erkältungskrankheiten und lindern entsprechende Symptome.

Aber Obst und Gemüse, das reich an Antioxidantien ist – und dazu gehört der Apfel ja nun mal –, scheint auch das Risiko zu verringern, so schwerwiegende Atemwegserkrankungen wie COPD zu bekommen.

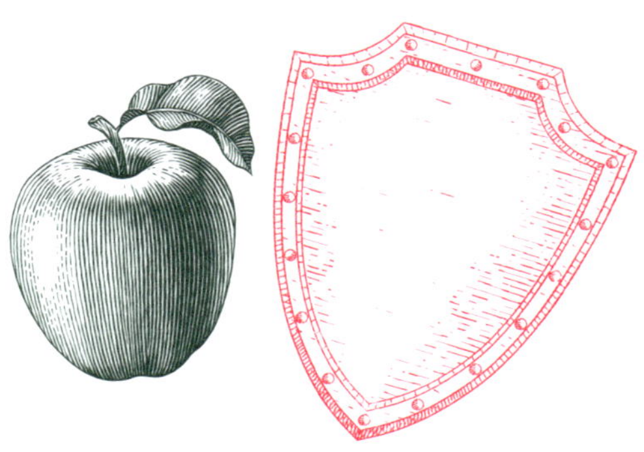

ANTIOXIDANTIEN BEUGEN COPD VOR

Die chronisch obstruktive Lungenerkrankung geht mit einer Verengung der Atemwege und daraus resultierenden schwerwiegenden Beeinträchtigungen einher. Die Vermutung, dass Antioxidantien präventiv wirken, legt eine schwedische Studie nahe, die den Zusammenhang zwischen Obst- und Gemüsekonsum und der Entstehung einer COPD bei aktuellen und ehemaligen Rauchern untersuchte. Dieser und vorausgegangenen Studien lag die Frage zugrunde, warum manche Raucher eine COPD entwickeln, die allermeisten jedoch nicht.

Das Lungengewebe von Rauchern ist starken oxidativen Schädigungen ausgesetzt. Weil Antioxidantien aus Obst und Gemüse das Lungengewebe vor oxidationsbedingten Zellschädigungen schützen können, wurde das Ernährungsverhalten von Rauchern und Nichtrauchern im Hinblick auf die Entwicklung einer COPD überprüft. Zusammenfassend kann man sagen, dass sowohl Raucher als auch ehemalige Raucher, die täglich mindestens fünf Portionen Obst und Gemüse zu sich nehmen, deutlich seltener an COPD erkranken als diejenigen, die maximal zwei Portionen oder noch weniger zu sich nehmen.

Äpfel scheinen auch einer altersbedingt fortschreitenden Abnahme der Lungenfunktion Einhalt gebieten zu können, wovon übrigens ehemalige Raucher in besonderem Maße zu profitieren scheinen. Deren Lungen erholen sich nämlich besser, wenn sie regelmäßig und ausreichend Obst und Gemüse, insbesondere Äpfel, aber auch Bananen und Tomaten essen. Dies hat eine Beobachtungsstudie zutage gefördert, in der 680 Teilnehmer aus drei europäischen Ländern, darunter Deutschland, über einen Zeitraum von zehn Jahren betreut wurden. Die Wissenschaftler vermuteten ebenfalls, dass die in Äpfeln und anderen Obstsorten zahlreich vorkommenden Antioxidantien den verjüngenden Effekt auf die Atemwege der Probanden ausübten.

Auf den Punkt gebracht

Essen Sie also mindestens einen Apfel pro Tag. Man kann es nicht oft genug sagen. Besser wären zwei, vor allem, wenn es sich dabei um neuere Züchtungen handelt, die nun mal nicht so viele sekundäre Pflanzenstoffe enthalten und deren antioxidatives Potenzial entsprechend geringer ausfällt.

ÄPFEL WIRKEN SCHLEIMLÖSEND

Da Atemwegserkrankungen häufig mit einer Verschleimung der unteren, aber auch der oberen Atemwege einhergehen, profitieren Apfelliebhaber zusätzlich von der schleimlösenden Wirkung und einer entsprechend verbesserten Atmung. Auch in der TCM, der Traditionellen Chinesischen Medizin, gelten Äpfel als schleimlösend.

Hong Yang-Steger hat in China Medizin studiert und lange praktiziert, bevor sie nach Deutschland kam. Ihr Wissen und ihre Fähigkeiten, vor allem auf dem Gebiet der Akupunktur, wendet sie mittlerweile als niedergelassene Heilpraktikerin in München an. Von ihr erfuhr ich, dass der Apfel auch in Asien geschätzt wird, weil er der Gesundheit auf vielfältigste Weise zuträglich ist und unter anderem die Funktion der Atemwege unterstützt. Auch die TCM attestiert dem Apfel antibakterielle und antivirale Eigenschaften, die in der Regel ursächlich für Atemwegserkrankungen sind.

Folgende Rezeptur empfiehlt Hong Yang-Steger Patienten mit Bronchitis, Husten, aber auch Asthma.

Menschen, die mit chronischen Beschwerden zu kämpfen haben, empfiehlt die TCM-Expertin den täglichen Verzehr dieses Apfel-Ei-Gemisches. Vor allem Asthmatiker, die während der Pollensaison unter verstärkten Beschwerden leiden, profitieren von einer regelmäßigen Einnahme.

Auch Rauchern, die zu Raucherhusten neigen, empfiehlt Hong Yang-Steger, sich täglich diese Naturmedizin zuzubereiten.

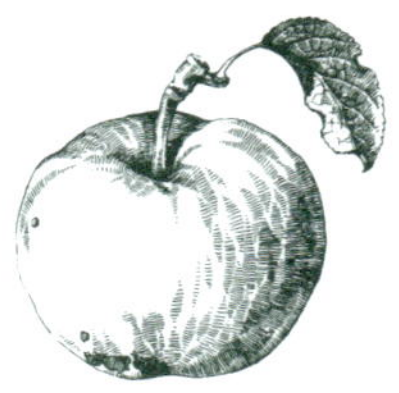

Apfel-Ei-Brei gegen Husten

Diese Anwendung befeuchtet und beruhigt die gereizten Schleimhäute, sodass Viren und Bakterien nicht so leicht andocken und sich vermehren können. Durch die Befeuchtung löst sich zudem Schleim, der nun leichter abgehustet werden kann. Die Bronchien werden freier, und man kann wieder besser atmen.

Zutaten:

1 mittelgroßer Apfel
1 Ei

Zubereitung:

1. An der Stielseite des Apfels einen Deckel abschneiden. Den Apfel so weit aushöhlen, dass Kerngehäuse und etwas Fruchtfleisch entfernt sind.
2. Das Ei wie für ein Omelett verquirlen und in die Vertiefung im Apfel füllen. Danach den Deckel wieder aufsetzen und den Apfel so verschließen.
3. Den Apfel in eine Schüssel aus hitzebeständigem Glas oder Porzellan setzen und diese in einen Topf mit kochendem Wasser stellen. Für 20 Minuten im Wasserbad garen. Anschließend den Apfel herausnehmen und den Deckel entfernen.
4. Das gestockte Ei und das verbliebene Fruchtfleisch auslöffeln. Frau Yang-Steger weist ausdrücklich darauf hin, dass der Brei warm, aber nicht heiß, in keinem Falle jedoch kalt gegessen werden sollte.

Tipp

Da Äpfel im gegarten Zustand ihr allergenes Potenzial verlieren, können für diese Rezeptur auch normale Supermarktäpfel verwendet werden.

ÄPFEL REDUZIEREN DAS ASTHMARISIKO FÜR KINDER

Wissenschaftler des Nationalen Herz- und Lungeninstituts der Universität von Aberdeen in Schottland haben den Einfluss von Äpfeln auf die Entstehung von Asthma bronchiale bei Kindern unter die Lupe genommen. Die Ergebnisse sind erstaunlich.

Zum einen fanden die Forscher durch Befragungen von 2000 werdenden Müttern heraus, dass ein hoher Apfelverzehr während der Schwangerschaft die künftigen Kinder offensichtlich davor schützen kann, Asthma zu entwickeln. Zwar aßen nicht alle befragten Frauen einen Apfel pro Tag. Aber schon vier Äpfel pro Woche hatten einen deutlichen Effekt auf die Gesundheit ihres Nachwuchses.

Entsprechend fiel das Risiko, Asthma in den ersten fünf Lebensjahren zu entwickeln, bei den Kindern jener Mütter, die wöchentlich lediglich einen oder gar keinen Apfel aßen, etwa doppelt so hoch aus wie bei jenen, deren Mütter es wöchentlich auf vier und mehr Äpfel brachten.

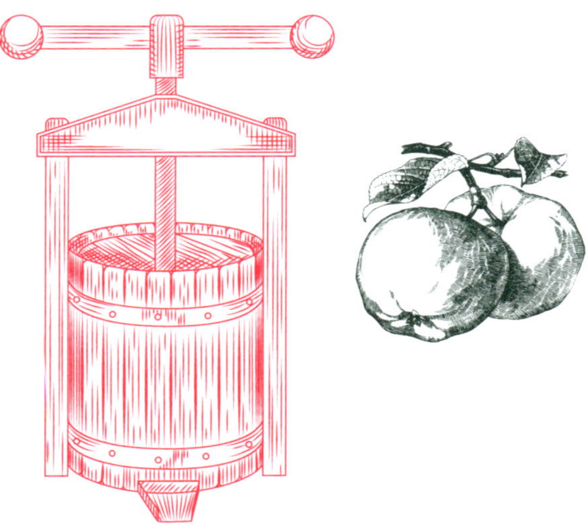

Auch Apfelsaft schützt vor Asthma

Eine andere Erhebung der schottischen Forscher lässt vermuten, dass Apfelsaft Kinder davor schützt, Asthma bronchiale zu entwickeln.
Im Vergleich zu Kindern, die fast nie Apfelsaft tranken, litten Kinder, die täglich Apfelsaft tranken, seltener an Husten, Keuchen und spezifischen Pfeifgeräuschen während des Ausatmens, die typischerweise auf eine spätere Entstehung von Atemwegserkrankungen wie Asthma hinweisen.

REZEPTUREN GEGEN HUSTEN, FIEBER UND HEISERKEIT

Mariele Simon aus dem oberbayerischen Chiemgau betreibt einen großen Bauernhof und zeigt Stadtkindern und deren Eltern, aber auch Touristen aus der ganzen Welt, wie das so funktioniert auf dem Land: mit den Tieren, den Wiesen, der Mahd von Getreide und der Ernte der Früchte, die dort gedeihen. Sie hat außerdem vier Kinder großgezogen und drei Enkelkinder betreut.
Abgesehen davon, dass sie selbst kaum bis gar keine Medikamente braucht, weil sie sich mit den Mitteln der Natur zu helfen weiß, hat sie auch ihre Kinder weitestgehend mit dem, was ihr Land hergibt, behandelt und in aller Regel geheilt.
Schon Mariele Simons Großmutter pflegte bewährte Rezepturen aufzuschreiben, damit sie der Familie erhalten blieben. Mittlerweile hat Mariele das Wissen an ihre Kinder weitergegeben, auf dass es auch den folgenden Generationen zu Gesundheit und Wohlergehen gereicht.

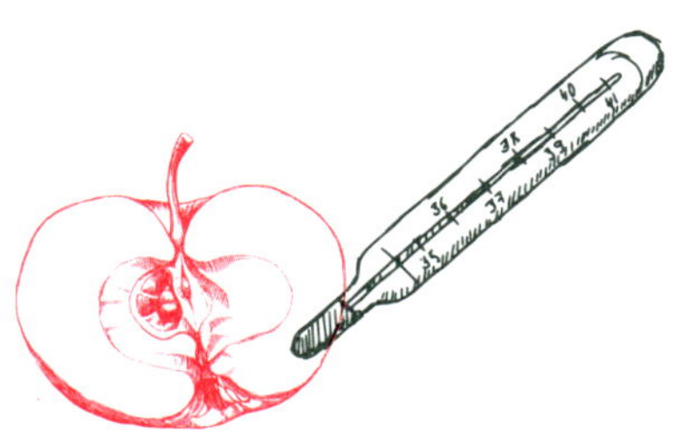

Apfel-Fenchel-Saft gegen Husten

Wenn ihre Kinder Husten hatten – was, als sie klein waren, häufig vorkam, auch weil eines stets die anderen ansteckte –, bereitete Mariele Simon ihnen einen Hustensaft auf Apfelmostbasis zu, denn: »Der Sud wärmt von innen, beruhigt die Schleimhäute und lässt den Hustenreiz relativ schnell abklingen.«

Zutaten:

1 l säuerlichen Apfelmost
1 gestr. EL Zucker
1 Msp. Zimt
1 mittelgroße Fenchelknolle, ca. 120 g

Zubereitung:

1. Den Most samt Zucker und Zimt in einen Topf geben. Den Fenchel klein schneiden und dazugeben.
2. Alles kurz aufkochen, dann die Temperatur reduzieren und auf kleinem Feuer 30 Minuten durchziehen lassen.
3. Abseihen, etwas abkühlen lassen und warm trinken.

TIPP

… von Mariele Simon: »Je nachdem, welches meiner Kinder oder Enkel Husten hatte, musste ich den Saft etwas nachsüßen, damit sie es getrunken haben. Auch Kinder haben ihre geschmacklichen Vorlieben, und manche mögen es halt süß.«
Wichtig ist, keinen süßen Apfelsaft zu verwenden, sondern säuerlichen Apfelmost, den es in vielen Biomärkten oder Reformhäusern gibt und der auch direkt von Obstbauern bezogen werden kann.

Apfeltee gegen Fieber

Bei fiebrigen Erkältungskrankheiten pflegte Mariele ihren Kindern folgenden Sud aus Apfelstücken zuzubereiten.

Zutaten:

5 unbehandelte Äpfel
500 ml Wasser

Zubereitung:

1. Die Äpfel schälen, vierteln, von Kerngehäuse, Stiel und Blüte befreien und in Spalten schneiden.
2. Mit 500 ml kochendem Wasser übergießen und 10 Minuten ziehen lassen.
3. Abseihen und warm trinken.

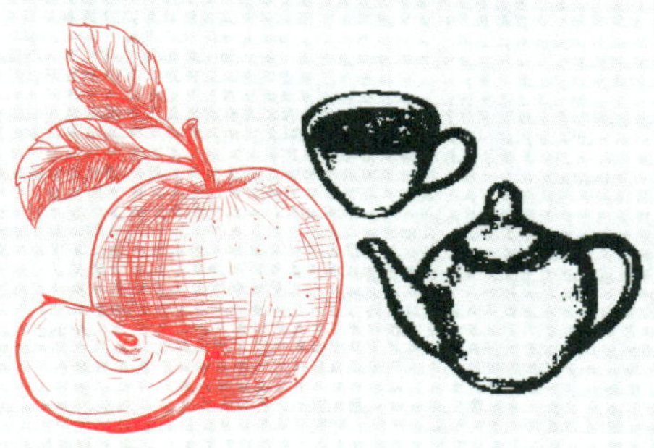

Röstäpfel gegen Heiserkeit

Wenn es im Hals kratzt und die Stimme knarzt,
weiß Mariele sich und den Ihren mit gerösteten Äpfeln zu helfen,
die nicht nur die Stimmbänder schmieren,
sondern ausnehmend schmackhaft sind.

Zutaten:

3 unbehandelte Äpfel
ca. 10 g Butter
Zucker nach Geschmack

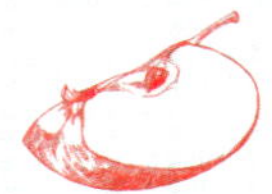

Zubereitung:

1. Die Äpfel vierteln, entkernen, von Stiel und Blüte befreien und klein schneiden.
2. Butterflocken in die Pfanne geben und schmelzen lassen. Die Pfanne nur so weit erhitzen, dass die Butter nicht verbrennt.
3. Die Apfelstücke etwa 15 Minuten in der Butter rösten und gelegentlich wenden.
4. Anschließend auf einen Teller geben, mit Zucker bestreuen und warm essen.

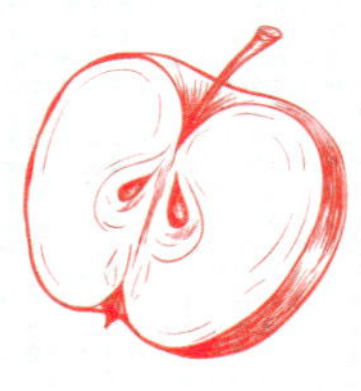

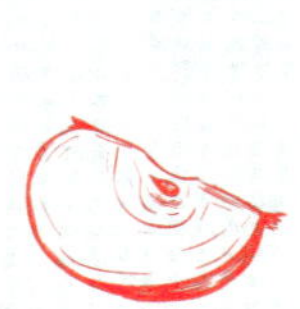

DIABETES

Sprechen wir zunächst über die Rolle des Apfels, wenn es darum geht, die Entstehung eines Diabetes mellitus, also eines Diabetes vom Typ 2, zu verhindern beziehungsweise hinauszuzögern.
Dafür ist es vor allem notwendig, den Anstieg des Blutzuckerspiegels zu verlangsamen. Das kann man beispielsweise durch eine Umstellung der Ernährungsgewohnheiten tun, indem man sich von Cola, Burgern und Fritten verabschiedet und stattdessen zu Nahrungsmitteln greift, die den Blutzuckerspiegel allmählich ansteigen lassen, zum Beispiel Gemüse, Vollkorngetreide, Nüsse oder zuckerarmes Obst.
Nun sind Äpfel nicht *per se* zuckerarm, und ihr Zuckergehalt unterliegt erheblichen Schwankungen, wie Sie ein paar Seiten später sehen werden. Aber Äpfel sind reich an sekundären Pflanzenstoffen. Einige davon haben das Potenzial, die Zuckeraufnahme über den Darm zu drosseln. Die Rede ist von Phloridzin, auf dessen pharmakologisch relevante Einsatzgebiete ich bereits im Kapitel »Volksmedizin und moderne Wissenschaft« hingewiesen habe.

PHLORIDZIN DROSSELT DIE ZUCKERAUFNAHME

Dass Phloridzin die Ausscheidung von Zucker über die Nieren erhöht, ist schon seit Längerem bekannt, genau genommen seit gut 150 Jahren. Welche Mechanismen dieser Wirkung zugrunde liegen, weiß man etwa seit den 1970er-Jahren.
2014 wurde ein Forschungsvorhaben initiiert, an dem drei deutsche Universitäten beteiligt waren. Im Rahmen dessen wurden die Möglichkeiten überprüft, aus Phloridzin und Grühnkohlextrakten ein Mittel zu entwickeln, mit dessen Hilfe die Aufnahme von Zucker gedrosselt werden könnte.
Dem Mikrobiologen Dr. Henning Vollert, einem der mitwirkenden Wissenschaftler von der Universität Bad Segeberg, ist es gelungen, ein Nahrungsergänzungsmittel zu konzipieren, dass neben Phloridzin aus Äpfeln auch Bitterstoffe aus Grünkohl enthält.

Das Präparat, das er tatsächlich »Zuckerbremse« taufte, bremst die Zuckeraufnahme und sorgt für einen stabileren Blutzuckerspiegel ohne extreme Spitzen, etwa nach dem Verzehr eines Stück Kuchens oder ähnlich schnell verwertbarer Kohlenhydrate.

Das Mittel eignet sich sowohl für Patienten, die bereits einen Diabetes mellitus entwickelt haben, als auch für solche mit bestehender Insulinresistenz, einer Vorstufe der Zuckerkrankheit.

Da das im Apfel enthaltene Phloridzin die Aufnahme von Zucker, konkret von Glukose und Galaktose, im Darm verlangsamt, kann der obligatorische Apfel pro Tag auch dazu beitragen, der Entstehung von Diabetes Typ 2 vorzubeugen. Das setzt allerdings voraus, dass man sich grundsätzlich vernünftig ernährt und vor allem bewegt. Der Apfel allein wird es nicht richten, und er ist auch kein Feigenblatt für einen ansonsten eher trägen Lebensstil, der von Völlerei und Bewegungsarmut gezeichnet ist.

BALLASTSTOFFE VERRINGERN DAS RISIKO FÜR DIABETES TYP 2

Ein weiterer Grund, zum täglichen Apfel zu greifen, sind die bereits umfänglich beschriebenen Ballaststoffe.

Tatsächlich gab es bereits in den 1970er-Jahren Daten, die darauf hinwiesen, dass ein rückläufiger Verzehr von Ballaststoffen – womit wir wieder bei Junkfood und dem damit einhergehenden Lebensstil wären – mit der Zunahme von Diabetes Typ 2 korreliert, will heißen: Je weniger Ballaststoffe man zu sich nimmt, desto größer ist das Risiko, einen Diabetes zu entwickeln.

Eine Metaanalyse von mehreren groß angelegten Studien, die insgesamt 570 000 Menschen einschlossen, bezifferte ein um 15 Prozent verringertes Diabetesrisiko für diejenigen Probanden mit der höchsten Ballaststoffaufnahme.

Der Ehrlichkeit halber sei erwähnt, dass das mit Abstand stärkste protektive Potenzial von Getreide-Ballaststoffen ausging, was wiederum für den Frühstücksbrei mit Apfel spricht, zum Beispiel als »Haferbrei mit

Früchten« oder »Habermus nach Hildegard von Bingen«, die Sie in diesem Buch finden.

Solchen Schutzfunktionen liegen häufig mehrere und vor allem unterschiedliche Wirkmechanismen zugrunde. Unlösliche Ballaststoffe aus Getreiden helfen, die Insulinsensitivität in Muskel- und Leberzellen zu verbessern, während lösliche Ballaststoffe wie Pektin anderweitig den Zucker in Schach halten.

Wie Sie bereits wissen, enthalten Äpfel viel Pektin, das ausgesprochen quellfähig ist. Durch dieses hohe Quellvermögen wird der Nahrungsbrei verzögert über den Darm aufgenommen, was wiederum zu einem verlangsamten und vor allem gleichmäßigen Blutzuckeranstieg führt und einem daraus resultierend geringeren Bedarf an Insulin.

Das wiederum schont die Bauchspeicheldrüse und beugt so einem vorzeitigen Organverschleiß vor.

Sie sehen, Pektin ist ein echter Tausendsassa. Es reguliert nicht nur chronisch entzündliche Prozesse (siehe Kapitel »Pektin, ein Wundermittel der Natur«), sondern kann Apfelfans auch vor Diabetes bewahren. Und weil der Blutzuckerspiegel dank des Pektins nur sanft ansteigt, fällt er folglich nach dem Verzehr eines Apfels auch nicht abrupt ins Bodenlose, was eine Heißhungerattacke zur Folge hätte. Genau das passiert nämlich, wenn man ständig Süßes nascht.

Insofern ist der Apfel als Pausensnack nicht nur eine die Bauchspeicheldrüse schonende Zwischenmahlzeit, sondern auch in puncto Gewichtskontrolle eine nicht zu unterschätzende Alternative. Dank der ausgewogenen Komposition seiner Inhaltsstoffe macht er satt, glücklich – denn nur, was gut schmeckt, macht auch zufrieden –, löscht aufgrund des hohen Wasseranteils den Durst und liefert mit rund 58 kcal pro 100 g relativ wenig Energie.

Allerdings sollte man den Apfel gut und langsam kauen – je länger, desto gesünder!

DIABETIKER SOLLTEN AUF ZUCKERARME ÄPFEL SETZEN

Wie viel Zucker steckt im Apfel? Wer bereits an einem Diabetes mellitus erkrankt ist, wird angehalten, seine Essgewohnheiten an die bestehende Insulinresistenz der Zellen anzupassen und extreme Blutzuckerspitzen zu vermeiden. Lebensmittel mit schnell verwertbaren Kohlehydraten sollten gemieden, Lebensmittel mit komplexen Kohlehydraten hingegen bevorzugt werden. Und selbstverständlich sollten Diabetiker nicht auf Obst und Gemüse verzichten. Allerdings müssen sie den Zuckergehalt von Früchten im Auge behalten.

Warum der Geschmack täuschen kann

Der Apfel ist insofern ein wenig tückisch, als sein Geschmack nicht zwingend auf den tatsächlichen Zuckergehalt schließen lässt. Wer in seinem Leben mehr als die üblichen Supermarktsorten probiert hat, weiß, dass es eher süßlich, aber auch säuerlich schmeckende Äpfel gibt. Und dann wären da noch jene Sorten, die von Fachleuten als harmonisch schmeckend beschrieben werden, was letztlich auf ein ausgewogenes Verhältnis zwischen Zuckergehalt und Fruchtsäuregehalt hindeutet. Man könnte auch sagen, der Apfel schmeckt rund.

So weit, so gut. Aber was sagen uns diese Geschmacksrichtungen, die persönlichen Präferenzen entsprechen mögen, über den Zucker- und den damit einhergehenden Energiegehalt der präferierten Äpfel? Ich fürchte, herzlich wenig.

Wer sich für den *Roten Boskoop* begeistern kann, weiß, dass er nicht nur säuerlich schmeckt, sondern dass es einem beim Hineinbeißen alles zusammenzieht, wie man in manchen Landesteilen zu sagen pflegt. Die reichlich enthaltenen Säuren und Gerbstoffe wirken adstringierend, also zusammenziehend, auf die Mundschleimhäute. Daher rührt besagtes Gefühl im Mund, das nun mal nicht jedermanns Sache ist. Was wiederum erklärt, warum der *Rote Boskoop* eher nicht zu den Lieblingsapfelsorten vieler Menschen zählt. Der *Boskoop* ist ein guter, ja sogar ein sehr guter Apfel, gesegnet mit einer Vielfalt an gesundheitlich relevanten Inhaltsstoffen. Aber darum geht es an dieser Stelle nicht.

Wem beim Essen eines *Roten Boskoops* die Gesichtszüge entgleisen, käme doch nicht auf die Idee, dass ausgerechnet dieser hartschalige, etwas pelzig anmutende Apfel viel Zucker enthält. Und doch tut er es: Der *Rote Boskoop* toppt mit einem Zuckergehalt von 16 Prozent selbst so zuckerhaltige Sorten wie den *Jonagold* oder den *Golden Delicious*. Letzterer bringt es zwar auf 12 Prozent Gesamtzuckergehalt, allerdings mutet er aufgrund des deutlich geringeren Säureanteils süßer an.

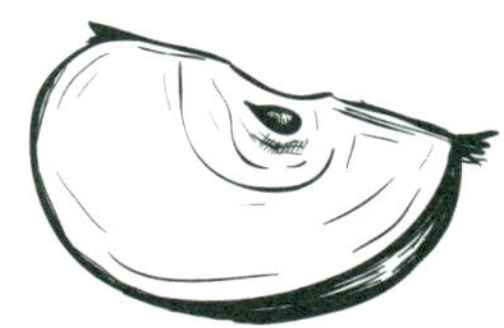

Zucker und Säure in alten und neuen Sorten

Wie Sie sehen, sind Äpfel höchst komplexe Früchte mit einem weitreichenden und vor allem stark differierenden Spektrum an Inhaltsstoffen. Und die Sinne, im konkreten Fall der Geschmackssinn, können trügen, was für Diabetiker jedoch durchaus folgenschwer sein kann. Für sie ist es nämlich wichtig zu wissen, welche Apfelsorten wie viel Zucker enthalten, damit sie ihre Broteinheiten korrekt kalkulieren können.

Daher möchte ich mich an dieser Stelle bei Achim Kothe und Professor Jürgen Zapp vom Institut für Lebensmitteltechnologie der Technischen Hochschule Ostwestfalen-Lippe bedanken, die sich die Mühe gemacht haben, mir Daten zum Zucker- und Säuregehalt von alten und neuen Apfelsorten zusammenzustellen, die in ihrem Institut ermittelt wurden, damit Sie beim Apfelkauf eine Orientierungshilfe haben.

Die Übersicht kann ein Kompass für Menschen mit Diabetes sein, aber auch für all jene, die ihre Energiebilanz im Auge behalten wollen, weil sie ihr Gewicht halten oder gern ein paar Pfündchen loswerden möchten.

Allerdings sollten solche Angaben in der Tat nur zur Orientierung herangezogen werden.

Säure- und Zuckergehalt von Äpfeln

	Säuregehalt (g/l Presssaft)	Gesamtzucker (g/kg)
Alte Apfelsorten		
Boskoop	10 ± 0,6	137
Champagnerrenette	10 ± 0,1	102
Dülmener Rosenapfel	3 ± 0,1	82
Eifeler Rambur	5 ± 0,1	97
Goldparmäne	5 ± 0,2	142
Jakob Lebel	5 ± 0,1	83
Rote Sternrenette	7 ± 0,5	129
Roter Boskoop	10 ± 3,7	189
Schöner aus Boskoop	9 ± 0,1	113
Neuere Apfelsorten		
Braeburn	7 ± 0,1	165
Golden Delicious	7 ± 0,1	90
Granny Smith	5 ± 0,2	73
Jonagold	4 ± 0,2	132

Quelle: Technische Hochschule Ostwestfalen-Lippe,
Institut für Lebensmitteltechnologie.NRW.
Die alten Apfelsorten stammen von Obstwiesen des BUND Lemgo.
Die neuen Sorten stammen aus einem Supermarkt.

Der Zuckergehalt kann stark schwanken

Absolute Zahlen, die dauerhafte Gültigkeit besitzen, können schon deshalb nicht erhoben werden, weil Äpfel nun mal Organismen sind, deren Beschaffenheit von den örtlichen und zeitlichen Gegebenheiten abhängen. In einem warmen Sommer mit vielen Sonnenstunden wird der Zuckergehalt selbstredend höher ausfallen als in einem verregneten Sommer. Und beim Einkaufen weiß man natürlich nicht, ob der Baum, dessen Früchte man zu kaufen gedenkt, eher im Schatten oder auf einer freien Apfelwiese stand. Auch die Böden und generell die Region, aus der die Früchte stammen, beeinflussen den Zuckergehalt.

Auf den Punkt gebracht

Wenn Sie das Buch bis zu dieser Stelle aufmerksam gelesen haben, wissen Sie, dass Apfel nun mal nicht gleich Apfel ist. Aber eines haben sie alle gemein: Sie unterstützen uns in unserem Bemühen, gesund zu bleiben.

Das gilt natürlich auch für die ganz süßen Früchte, von denen man vielleicht nicht allzu viele essen sollte. Gelegentlich sollte man auch mal in einen sauren Apfel beißen, und zwar in einen, der dieses Beiwort auch zu Recht trägt.

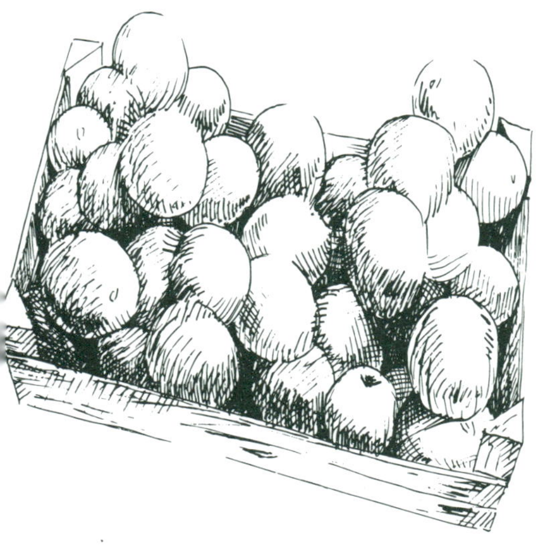

MAGEN-DARM-BESCHWERDEN

Äpfel wirken sich bei verschiedenen Darmbeschwerden günstig aus, wenn auch auf unterschiedliche Weise.
Wer zu Verstopfungen neigt, profitiert vom regelmäßigen Verzehr roher Äpfel. Die Äpfel erhöhen das Stuhlvolumen und regen die Peristaltik an, bringen also einen zu Trägheit neigenden Darm auf Trab.
Über den Effekt von Ballaststoffen, insbesondere des Pektins, habe ich schon ausführlich im Abschnitt »Pektin, ein Wundermittel der Natur« gesprochen.
Die Gerbsäuren des Apfels wirken adstringierend auf die Darmschleimhäute, was sich wiederum bei Durchfällen günstig auswirkt.

FUNKTIONELLER DURCHFALL

Kocht man den Apfel, wirkt er nicht abführend, sondern eher stopfend. Das kann man sich insbesondere bei funktionellen Durchfällen, die keine nachweisbare organische Ursache haben, zunutze machen. Solche Durchfälle treten zum Beispiel bei Unverträglichkeiten auf, zu denen heutzutage viele Menschen neigen, die unter anderem auf Fruktose oder Laktose reagieren. Nicht umsonst werben mittlerweile ganze Regale mit laktosefreien Milchprodukten. Auch das Reizdarmsyndrom geht häufig mit solchen Durchfällen einher.
In der Traditionellen Chinesischen Medizin setzt man bei reizdarmassoziierten Durchfällen auf gekochte Äpfel. Das gilt auch für Babys und Kleinkinder, die entwicklungsbedingt zu Durchfällen neigen.
Hong Yang-Steger erzählte mir, dass sie ihrer Tochter, als die noch ein Baby war und ständig Durchfall hatte, gekochte Äpfel gab und die Durchfälle augenblicklich abklangen.

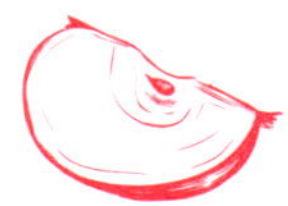

Durch den Kochvorgang wird das Pektin im Apfel, das ja bekanntlich aufquillt und Schleim bildet, zerstört. Damit verliert der Apfel auch seine abführende Wirkung. Die vor allem in der Schale enthaltenen Gerbstoffe helfen, die Darmschleimhaut zu beruhigen. Abgesehen davon haben Äpfel im gekochten Zustand einen beruhigenden Einfluss auf das Vegetativum, das gerade bei Reizdarmsymptomen häufig eine Rolle spielt.

Apfelkompott bei Durchfall

Zubereitung:

1. Einen ungespritzten Apfel nicht schälen, sondern nur vierteln, von Kerngehäuse, Blüte und Stiel befreien und in kleine Stücke schneiden.
2. Die Apfelstückchen mit etwas Wasser in einen Topf geben und 15 Minuten sanft köcheln lassen.
3. Danach etwas abkühlen lassen und warm essen.

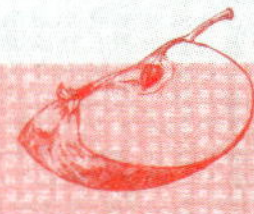

TIPP

Für Babys kann man ein klein wenig Zucker untermischen.

Frau Yang-Steger empfiehlt diesen Brei für Babys ab drei Monaten.

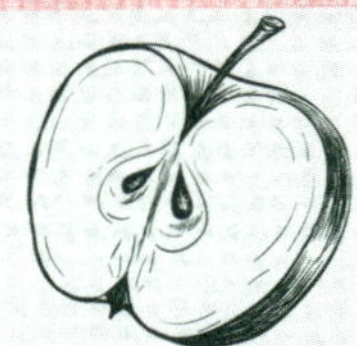

BLÄHUNGEN BEI SCHREIBABYS

Für Schreibabys, die zu starken Blähungen neigen, empfiehlt Hong Yang-Steger eine Apfelrezeptur der TCM, die ihnen Linderung verschafft.

Apfel-Yams-Brei bei frühkindlichen Blähungen

Zutaten:
1 ungespritzter Apfel und
Yamswurzel zu gleichen Teilen

Zubereitung:

1. Den Apfel schälen, von Kerngehäuse, Stiel und Blüte befreien und weich klopfen, bis er eine breiartige Konsistenz annimmt. Dazu kann man ein Nudelholz oder einen Fleischklopfer aus Holz verwenden.
2. Die Yamswurzel schälen, klein schneiden und zusammen mit dem Apfel in eine Schüssel geben. Diese für 20 Minuten in einen Topf mit kochendem Wasser setzen.
3. Den Brei etwas abkühlen lassen, bis er lauwarm ist, und das Baby dann damit füttern. Die Blähungen klingen erfahrungsgemäß danach ab.

TIPP
Auch diese Anwendung empfiehlt die TCM-Spezialistin ab dem dritten Lebensmonat.

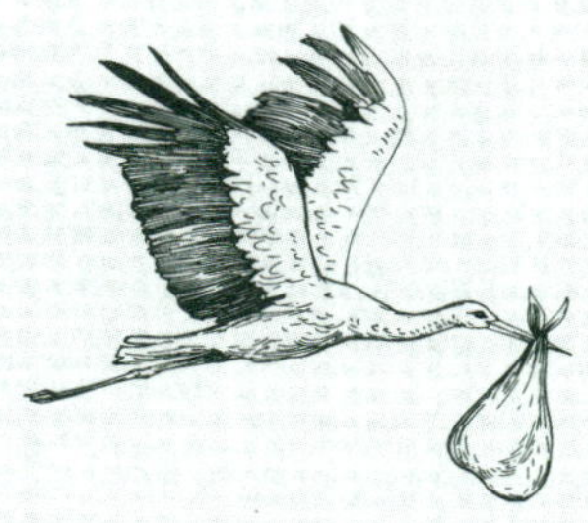

SCHWANGERSCHAFTSÜBELKEIT

Frauen, die während der Schwangerschaft zu hormonell bedingten Anfällen von Übelkeit neigen, können sich mit Äpfeln Linderung verschaffen. Hong Yang-Steger empfiehlt, einen frischen, nach Möglichkeit ungespritzten Apfel zu schälen und zu essen und sich aus den Apfelschalen gleich einen Tee zu kochen.

Apfelschalentee gegen Übelkeit

Das abgekochte Apfelwasser beruhigt das vegetative Nervensystem. Die Magenmuskulatur entspannt sich, was zur Folge hat, dass sie nicht kontrahiert und man sich nicht übergeben muss.

Zubereitung:

1. Einen ungespritzten Apfel schälen (und essen).
2. Die Schale für 20 Minuten in ca. 500 ml Wasser kochen.
3. Den Tee abseihen und warm trinken.
4. Die Apfelschalen kann man essen, sobald sie abgekühlt sind.

ÜBERGEWICHT

Übergewicht an sich gilt noch nicht als Erkankung, wohl aber Adipositas (Fettleibigkeit) ab einem BMI von 30. Starkes Übergewicht kann eine ganze Reihe von Erkrankungen auslösen beziehungsweise begünstigen. Abgesehen von der physiologischen Relevanz scheinen immer mehr Menschen psychisch unter den Pfunden zu leiden, die sie einfach nicht loswerden.

MACHT DER APFEL DICK?

Der Apfel liefert selbstverständlich Energie, und er enthält Zucker. Manche Sorten mehr, andere deutlich weniger. Noch vor 30 Jahren lag der Energiegehalt eines Apfels bei 52 kcal/100 g. In der Nährwerttabelle von 2018/19, herausgegeben von der Deutschen Gesellschaft für Ernährung, wird der Energiegehalt des Apfels mit 58 kcal je 100 g angegeben. Ein durchschnittlicher Apfel wiegt etwa 150 g. Das macht dann nach Adam Riese 96 oder aufgerundet 100 kcal.

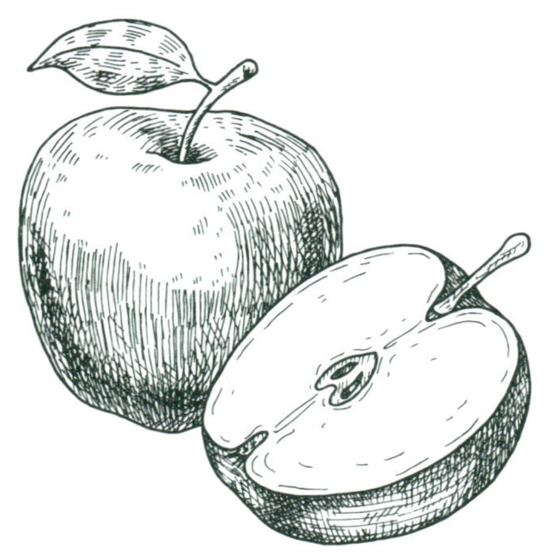

Idealer Pausensnack

Vor allem als Zwischenmahlzeit oder Pausensnack eignet sich der Apfel hervorragend. Aufgrund seines hohen Ballaststoffanteils sättigt er, vorausgesetzt, man kaut ihn gründlich.

Wie Sie bereits aus dem Abschnitt Diabetes wissen, steigt der Blutzuckerspiegel nach dem Verzehr von Äpfeln langsam und vor allem gleichmäßig an. Das verhindert Heißhungerattacken, wie sie üblicherweise nach dem Essen schnell verwertbarer Kohlenhydrate einsetzen, zu denen auch stark zuckerhaltige Obstsorten zählen (siehe Expertentipp).

Bereits in den 1960er-Jahren gab es Studien, in denen die gewichtsreduzierende Wirkung von Äpfeln untersucht wurde. Eine groß angelegte Schweizer Erhebung, in die seinerzeit 30 000 Menschen eingeschlossen waren, warb mit dem Slogan »Schlanksein beginnt mit einem Apfel«. Das Wissen um den Effekt von Äpfeln auf die schlanke Linie ist also keineswegs neu.

Tipp von Dr. Matthias Riedl

»Exotische Früchte wie Banane, Mangos oder Ananas sind im Schnitt deutlich süßer als einheimische Früchte. Doch der hohe Zuckergehalt geht nicht nur mit Übergewicht und vermehrter Fettleberbildung einher, was mittlerweile ein zunehmendes Problem ist.

Wir wissen aus Studien, dass ein zu hoher Kohlenhydratanteil im Obst einen negativen Einfluss auf die Immunregulation und das Infektionsgeschehen hat. Daher würde ich im Zweifel immer zu einheimischem Obst raten und dem Apfel gegenüber der Banane den Vorzug geben.«

Apfel-Matcha-Mix

Hong Yang-Steger empfiehlt Menschen, die mit ihren Pfunden hadern, eine spezielle Apfelzubereitung, auf die sie selbst schwört.

Zutaten:

1 Apfel
1 TL Matchateepulver

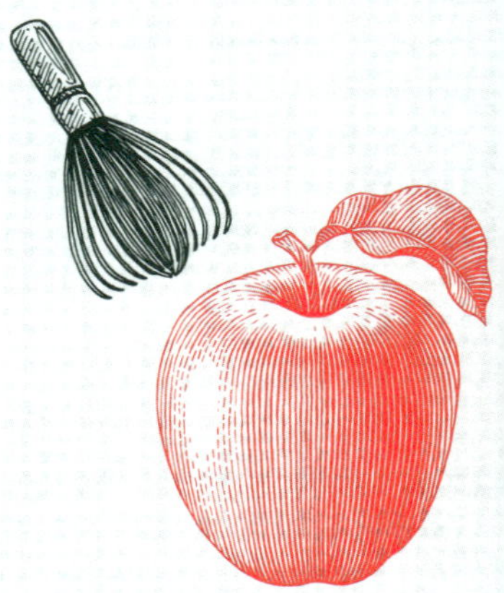

Zubereitung:

1. Den Apfel schälen, entkernen, von Stiel und Blüte befreien und in Spalten schneiden.
2. Die Spalten im Mixer pürieren.
3. Matchateepulver zugeben und nochmals kurz pürieren.

Tipp von Hong Yang-Steger

»Die Apfel-Tee-Mischung sollte man jeweils eine halbe Stunde vor beziehungsweise nach dem Frühstück und dann noch einmal abends eine halbe Stunde vor oder nach dem Abendessen zu sich nehmen.
Die Kombination regt den Stoffwechsel und die Fettverbrennung an. Matchatee ist ja hochkonzentrierter Grüntee, und er enthält neben wertvollen Bitterstoffen eine ganze Reihe an Antioxidantien, die nicht nur der Figur, sondern auch der Schönheit allgemein und natürlich der Gesundheit zuträglich sind.«

KLEINE APFELKUR

Eine regelrechte Apfelkur versorgt den Körper nicht nur mit wertvollen Vitaminen, Mineralien und sekundären Pflanzenstoffen, sondern sie fördert auch die Entgiftung des Körpers und sorgt aufgrund der vergleichsweise geringen Energiezufuhr für eine Gewichtsreduktion. Nun wird es schwierig sein, tagelang nur Äpfel zu essen. Bei aller Liebe zu dieser Frucht: Eine mehrtägige Kur könnte gewaltig nach hinten losgehen und dazu führen, dass man Äpfel nicht mehr sehen, geschweige denn essen kann.
Daher empfehle ich, eher einen gelegentlichen Apfeltag einzulegen, an dem man nichts anderes isst als Äpfel und dazu reichlich Wasser trinkt sowie das eine oder andere Glas Apfelsaft pur oder verdünnt.

Ein Apfeltag zur Entschlackung und Entlastung

- Wie viele Äpfel Sie an einem solchen Tag essen, sei Ihrem Hunger und Appetit überlassen. Recht viel mehr als zehn Äpfel werden Sie sicher nicht verzehren, womit Sie auf maximal 1000 kcal kämen.
- Um der Apfelkur eine gewisse Varianz zu verleihen – was motiviert, einen solchen Tag auch durchzuhalten –, können Sie mittags oder abends auch ein wenig Apfelmus löffeln oder einen Apfel reiben und mit Zitrone, Zimt und ein paar Blättern Zitronenmelisse verfeinert essen.
- Trinken Sie in der Früh ein Glas lauwarmen Apfelsaft mit etwas Zitrone oder ein Glas warmes Wasser mit 1 EL Apfelessig.
- Sie sollten in jedem Fall viel trinken, entweder Wasser, mit stillem Wasser verdünnten Apfelsaft oder Apfelschalentee.

Probieren Sie es einmal aus, und laden Sie die erwachsenen Mitglieder Ihrer Familie ein, daran teilzunehmen. So wie jede Fastenkur gemeinsam besser durchzustehen ist, ist auch eine Apfelkur – und sei es auch nur ein Tag – in Gesellschaft leichter zu verkraften. Sie werden sehen, dass eine Apfeldiät nicht nur Ihrem Gewicht zuträglich ist. Sie können den Effekt auch an Ihrem Hautbild erkennen.

Apfel mit Zimt lässt Pfunde schmelzen

Was wäre die Weihnachtsküche ohne Apfel und Zimt?! Das Ensemble ist unter geschmacklichen Gesichtspunkten eine perfekte Kombination. Zimt hat eindeutig eine süße Note und fängt das Säuerliche des Apfels auf. Sowohl im Porridge als auch im traditionellen Habermus nach Hildegard von Bingen finden sich Apfel und Zimt.

Zimt regt die Fettverbrennung an, entlastet die Leber und reguliert den Blutzuckerspiegel. Letzteres verhindert ein zu schnelles Absinken des Blutzuckers, was bei vielen Menschen bekanntlich ja nun mal mit Heißhungerattacken einhergeht.

Nachdem der Apfel eine ähnliche Wirkung auf den Blutzuckerspiegel hat, ist die Kombination ein hervorragendes Mittel, um überwältigenden Gelüsten auf Süßes vorzubeugen, die für viele ungeliebte Kilos und so manchen Rettungsring verantwortlich sind.

Ob man nun Zimt ins Apfelmus streut, besagte Frühstücksbreis isst oder einen Apfel reibt und mit Zimt und Zitrone verfeinert, sei den jeweiligen Vorlieben überlassen.

Allerdings sollte man Ceylon-Zimt kaufen, der – wie der Name vermuten lässt – aus Ceylon, dem heutigen Sri Lanka, stammt. Er ist zwar um einiges teurer als Cassia-Zimt, dafür entlastet er die Leber, anstatt sie zu belasten, ein Risiko, das aufgrund des hohen Cumarinanteils im Cassia-Zimt besteht.

Apfel-Zimt-Wasser

Eine einfache Methode, die entgiftende und stoffwechselanregende Wirkung des Apfel-Zimt-Gemisches in den Alltag zu integrieren, ist dieser Durstlöscher. Das Wasser kann schon am frühen Morgen nach dem Aufstehen, aber auch über den Tag verteilt getrunken werden.

Zutaten:

1 Liter Wasser
2 Äpfel
1–2 Zimtstangen (Ceylon-Zimt)
Ingwer nach Geschmack
nach Belieben ½ Zitrone

Zubereitung:

1. Das Wasser abkochen, in einen hitzebeständigen Glaskrug geben und etwa 8 Minuten abkühlen lassen.
2. Inzwischen die Äpfel putzen und in feine Scheiben schneiden (etwa 5 mm stark). Nach 8 Minuten zusammen mit den Zimtstangen in den Krug geben.
3. Wer mag, kann geputzten und klein geschnittenen Ingwer zugeben (das regt den Stoffwechsel zusätzlich an).
4. Zum Schluss die Zitrone auspressen und beimengen (wer das mag).
5. Bevor man den ersten Schluck nimmt, muss das Wasser 15 Minuten ziehen.

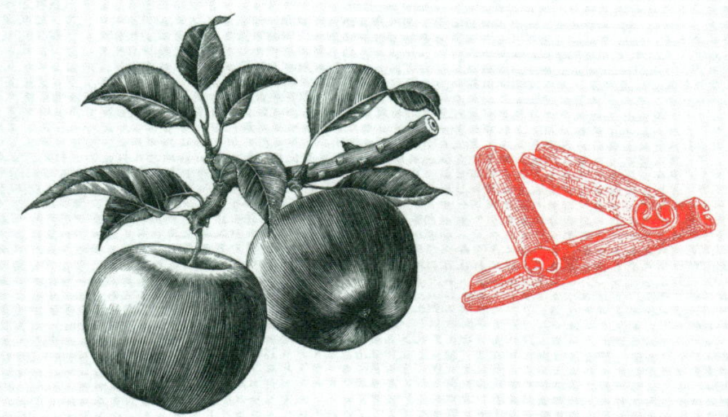

TIPP

Um den entgiftenden und stoffwechselfördernden Effekt zu verstärken, sollte das Wasser nicht eiskalt (also auf keinen Fall in den Kühlschrank stellen), sondern bei Zimmertemperatur oder noch besser warm getrunken werden. Wer einen Vorrat für den ganzen Tag oder für unterwegs anlegen möchte, kann das Apfel-Zimt-Wasser in eine Thermosflasche abfüllen. Sowohl in der Traditionellen Chinesischen Medizin als auch in der ayurvedischen Tradition sollen Getränke niemals eisgekühlt, sondern nach Möglichkeit warm getrunken werden, vor allem, wenn man sich entgiftende Effekte erhofft, die durch allzu kaltes Wasser eher zunichtegemacht werden.

Sellerie und Apfel für die Figur

Eine weitere, der Figur und der Gesundheit zuträgliche Alternative hat Sternekoch Steffen Metzger konzipiert: ein Cocktail auf der Basis von Apfel und Staudensellerie.

Sellerie entfaltet ähnlich dem Spargel eine stark entwässernde und entgiftende Wirkung. Dabei liefert Sellerie ebenso wie Spargel kaum Energie – gerade einmal 16 kcal je 100 g. Man sagt, Bleich- oder Staudensellerie verbrauche mehr Energie, um verdaut und verstoffwechselt zu werden, als er liefere. Ob dem tatsächlich so ist, wurde meines Wissens bislang nicht untersucht. Fakt ist: Sellerie ergänzt nicht nur im Hinblick auf eine angestrebte Gewichtsreduktion die Wirkung des Apfels, sondern auch aufgrund seines hohen Anteils an Mineralien.

Zudem ist die Kombination aus Apfel und Sellerie auch eine gustatorisch höchst interessante und erfrischende Kombination. Aber probieren Sie es doch einfach, und urteilen Sie selbst.

Sellerie-Apfel-Cocktail

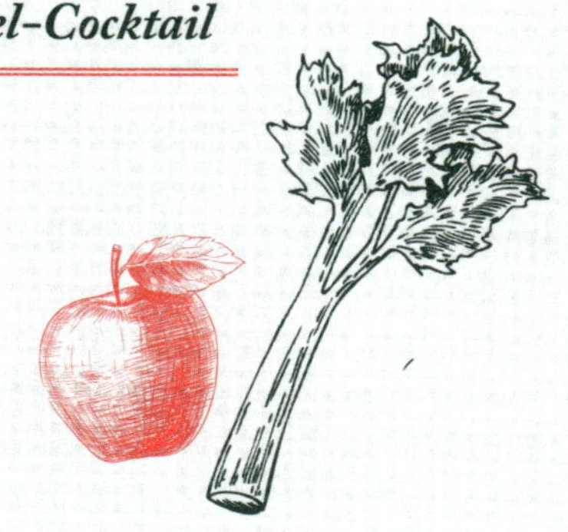

Zutaten:

1 Bund Staudensellerie
5 Äpfel
1 Gurke
2 Biolimetten
6 Blatt Minze oder Melisse
nach Belieben etwas Gin

Zubereitung:

1. Den Staudensellerie putzen und die Äpfel von Kerngehäuse, Stiel und Blüte befreien.
2. Gurke, Äpfel und Sellerie in Stücke schneiden und im Entsafter entsaften.
3. Die Limetten gründlich waschen, trocken reiben und die Schale oberflächlich abreiben. Dann die Limetten auspressen. Abrieb und Saft in den Drink mischen.
4. Die Minzblätter fein schneiden und als Garnitur verwenden.
5. Auf Wunsch mit einem Spritzer Gin verfeinern.

TIPP

Schwarzer Pfeffer aus der Mühle verleiht dem Cocktail eine leichte, angenehme Schärfe und den gewissen Pfiff.

SCHLANK MIT APFELESSIG?

Auch Apfelessig, dem das nächste Kapitel gewidmet ist, soll die Gewichtsreduktion unterstützen.

Einer japanischen Studie zufolge nahmen Probanden, die täglich Apfelessig in verdünnter Form zu sich nahmen, innerhalb von drei Monaten ein bis zwei Kilogramm ab, ohne ihre Ernährungsgewohnheiten anderweitig verändert zu haben. Auch ihr Körperfettanteil verringerte sich. Zu ähnlichen Ergebnissen kamen auch andere Erhebungen. Allerdings gibt es keine differenzierten Arbeiten, die zeigen, wie viel Apfelessig man täglich zu sich nehmen sollte, um das Gewicht deutlich zu reduzieren beziehungsweise dauerhaft zu halten. Zu viel Apfelessig kann indes Nebenwirkungen hervorrufen.

Im Rahmen einer die Gesundheit erhaltenden und fördernden Therapie sei ein Glas warmes Wasser, dem man 1 EL Apfelessig beimengt, empfohlen. Sinn und Zweck dieser Einnahme wird auf den folgenden Seiten ausführlich beschrieben.

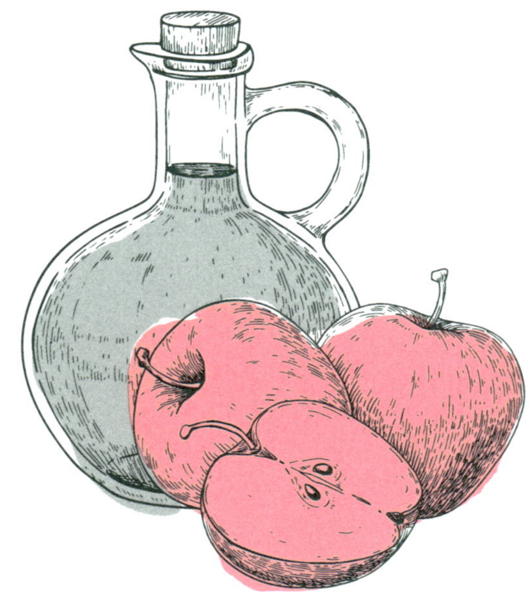

Apfel-Ingwer-Kurkuma-Kompott – eine gesunde Nascherei für noch mehr Wohlfühlgewicht

Sowohl Ingwer als auch Kurkuma entfalten eine den Stoffwechsel anregende Wirkung, fördern die Verdauung und kurbeln die Fettverbrennung an. Die beiden scharf-aromatischen Wurzeln verstärken die ohnehin entwässernde und entgiftende Wirkung des Apfels. Aber Ingwer und Kurkuma sind nicht nur der Figur zuträglich. Gerade in der Erkältungszeit profitieren Sie vom antibakteriellen und entzündungshemmenden Potenzial der scharfen Knollen.

Zutaten

1,5 kg säuerliche Äpfel
200 ml Apfelmost
20 g Ingwer
½ TL Kurkuma
1 Prise Schwarzer Pfeffer
1 unbehandelte Zitrone
Süßen nach Bedarf mit Honig, Ahornsirup oder Vollrohrzucker

Zubereitung:

1. Äpfel entkernen, von Blüte und Stiel befreien und würfeln.
2. Ingwer schälen und ganz klein schneiden.
3. Ingwer in einen Topf geben und mit Wasser bedeckt 5 Minuten kochen.
4. Äpfel zugeben und mit Apfelmost auffüllen.
5. Kurkuma, Pfeffer und etwas Abrieb von der Zitrone einrühren.
6. Alles kurz aufkochen, vom Feuer nehmen und zehn Minuten ziehen lassen.
7. Nach Bedarf süßen und mit etwas Zitronensaft abschmecken.

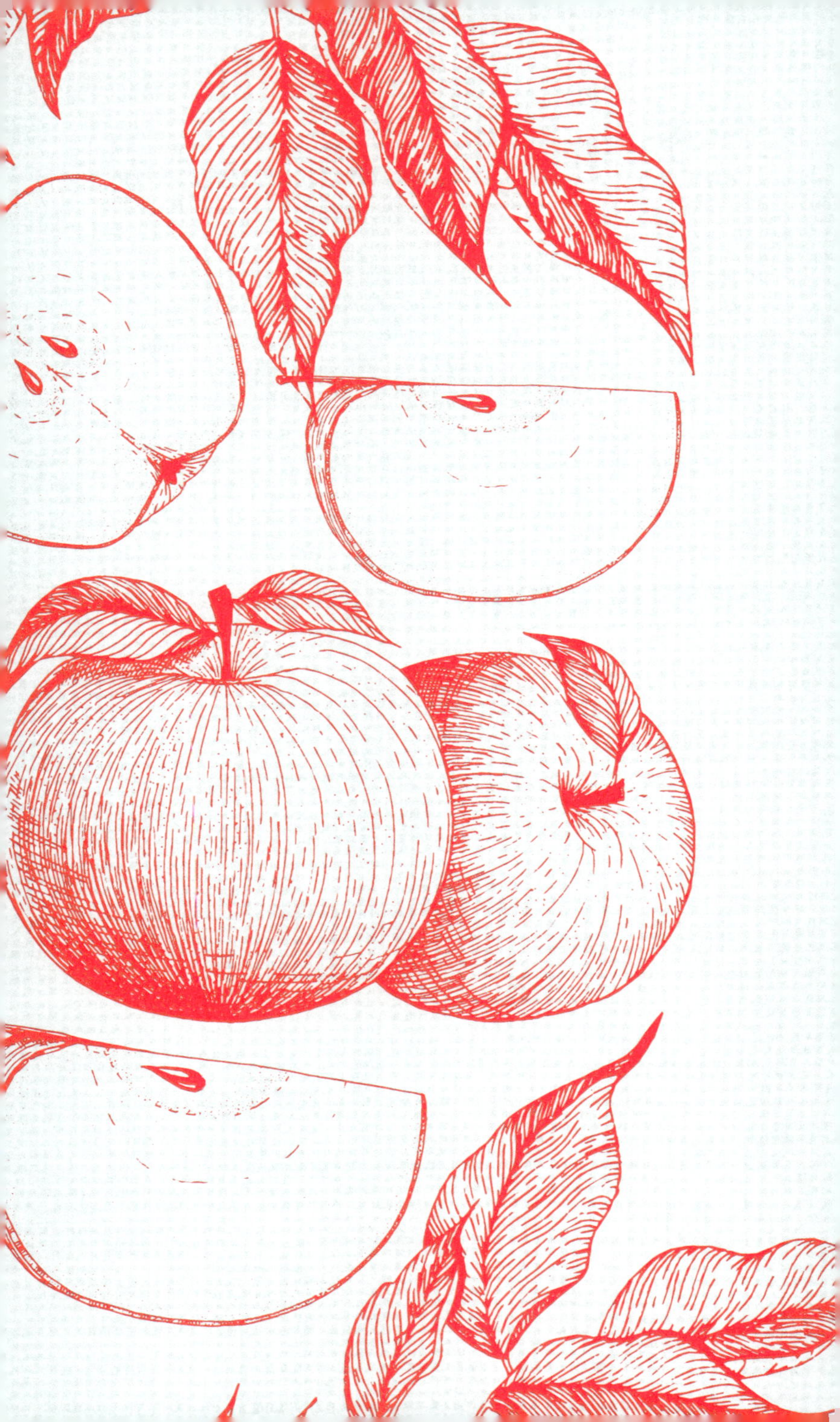

MULTITALENT APFELESSIG

Ein wirksames Mittel gegen vielerlei Beschwerden

Dem Apfelessig werden weitreichende Eigenschaften zugeschrieben, die einen positiven Einfluss auf die Gesundheit nehmen. Das reicht von der Wundheilung über die Behandlung von Warzen und Pilzen sowie der Erkältungsprophylaxe bis hin zur Verhinderung von Sodbrennen. Dass Apfelessig ein natürliches und vor allem kostengünstiges Schönheitselixier ist, das Frauen zu allen Zeiten zu glänzendem Haar, straffer Haut und festen Nägeln verholfen hat, untermauert seinen Ruf als Wundermittel oder eben als Multitalent.

ESSIG IN DER TRADITIONELLEN HEILKUNDE

Überlieferungen zum Einsatz von Essig reichen weit zurück. Die *Materia Medica* des griechischen Mediziners Dioscurides, der im ersten Jahrhundert nach Christi Geburt lebte, galt bis zum Ende des Mittelalters als das Standardwerk über Naturheilmittel. Darin beschreibt er unter anderem die Heilwirkung von Essig sowohl bei innerer als auch äußerer Anwendung.

Vor allem die antiseptischen Eigenschaften des Essigs waren ein Segen in Zeiten, in denen Penicillin oder die Tetanusimpfung noch nicht erfunden waren und eine Wundinfektion oft genug zum Tode führte. So wurden Insektenstiche, Brand-, Stich und Schürfwunden mit essiggetränkten Umschlägen und Schwämmen oder mit Essigwaschungen behandelt. Aber Essig galt offenkundig auch als ein potentes Mittel gegen starke Gifte. Der Botaniker Hieronymus Bock, einer der Väter der Botanik, beschrieb Essig als Substanz, die Gifte zu neutralisieren vermag und die unter anderem bei Bissen oder Stichen von giftigen Tieren anzuwenden sei. Ja, man sprach sogar vom Giftessig, der auch als Vierräuber- oder Pestessig in die Pharmaziegeschichte einging.

Als die Pest weite Teile Europas heimsuchte, wurde Essig zur Desinfektion und Prävention genutzt. So waren denn auch die Schutzmasken der Seuchenärzte mit Essig präpariert. Zu den empfohlenen Vorsichtsmaßnahmen und zum Schutz vor dem Schwarzen Tod wurde zum Verzehr von Essig geraten, etwa in Kombination mit Brot.

VIERRÄUBERESSIG – STARK GEGEN KEIME

Der Überlieferung zufolge sollen vier Diebe zu jener Zeit, als die Pest Südfrankreich heimsuchte, durch Marseille gezogen sein und sich der Habe der von der Pest Dahingerafften bemächtigt haben. Allerdings sollen sie die Stadt unbeschadet verlassen haben und durch die Einnahme eines mit besonderen Kräutern versetzten Essigs von der Pest verschont geblieben sein. Als man die Plünderer dingfest gemacht hatte und es ihnen an den Kragen gehen sollte, gaben sie ihr Geheimnis – die Rezeptur des Essigs – preis, wofür man ihnen das Leben schenkte. Seither trägt dieser als hochgradig keimtötend geltende Essig den Namen Vierräuberessig. In England hieß er entsprechend *vinegar of four thieves* oder, wie auch Peter Schultes seine Mischung zu nennen pflegt: Essig der vier Diebe.

Peter Schultes' Essig der vier Diebe

Der Apotheker aus Altomünster, der viele Rezepturen aus der Klostermedizin, aber auch aus der Volksheilkunde bewahrt, wiederbelebt und mitunter um neuere pharmakologische Erkenntnisse erweitert hat, stellt diesen Essig für seine Familie und für seine Kundschaft her, allerdings nicht, wie früher üblich, auf Wein- oder Branntweinbasis, sondern mit Apfelessig.

Für den findigen Pharmazeuten vereint der Apfelessig die Vorzüge des Essigs, insbesondere der Essigsäure, mit dem präventiven und kurativen Potenzial des Apfels: »eine unschlagbare und äußerst effiziente Kombination«, wie er aus Erfahrung weiß und nicht müde wird zu betonen.

Die Rezeptur für seinen »Essig der vier Diebe« hat er mir nach langem Ringen verraten, damit auch Sie sich dieses Naturheilmittel zubereiten und zum Wohlergehen Ihrer Familien nutzen können. Die genaue Anleitung finden Sie im Buch.

APFELESSIG SELBST GEMACHT

Zunächst wollen wir uns dem Grundrezept zur Herstellung eines naturreinen Apfelessigs zuwenden. Zwar kann man Apfelessig heute in jeder Drogerie und in jedem Supermarkt kaufen, wobei man beim Kauf darauf achten sollte, dass man einen naturtrüben Essig wählt, der bei der Herstellung nicht erhitzt wurde. Aber selbst gemacht ist nun mal selbst gemacht. Abgesehen davon erhöht die hauseigene Herstellung den ideellen Wert eines Heilmittels und damit ganz klar den Placeboeffekt, der bei der Einnahme eines jeden Therapeutikums eine gehörige Rolle spielt und der bei einem selbst zubereiteten Apfelessig stärker ins Gewicht fallen dürfte als bei einem gekauften.

Außerdem kann dieser Apfelessig nicht nur bei einer ganzen Reihe von inneren und äußeren Anwendungen zum Einsatz kommen (siehe entsprechende Kapitel im Buch), sondern verfeinert natürlich auch Salate und Suppen. In ein kleines, hübsches Fläschchen abgefüllt und liebevoll etikettiert, ist er zudem ein schönes und sehr persönliches Geschenk.

Auf meine Frage, wie lange der selbst gemachte Essig haltbar ist, antwortete Peter Schultes: »Ein Leben lang, um nicht zu sagen: ewig!« Das mag ein wenig übertrieben sein. Aber 10 Jahre sind keine Seltenheit. Und deshalb ergibt es durchaus Sinn, gleich 10 Liter herzustellen, so wie im folgenden Rezept angegeben.

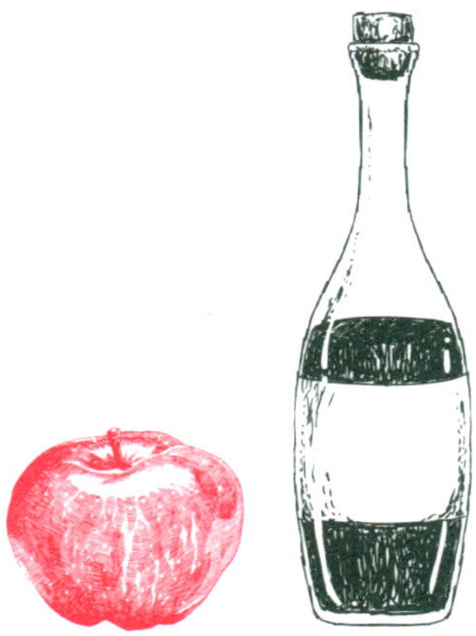

Grundrezept Apfelessig (nach Peter Schultes)

Zutaten für ca. 10 Liter:
2 l Apfelmost (kein Apfelsaft!)
100 ml Essigmutter (im Drogeriemarkt oder im Reformhaus erhältlich)
7,4 l Wasser
500 ml Essigessenz
1 großes Tongefäß
Glasflaschen mit Schraubverschluss

Zubereitung:

1. Den Apfelmost in das Tongefäß füllen und die Essigmutter dazugeben.
2. Das Ganze mit Wasser auffüllen und zum Schluss die Essigessenz beimischen.
3. Das Gefäß sollte dicht verschlossen werden, sodass weder Licht noch Luft eindringen können.
4. Das Ganze nun zwei Monate ruhen lassen, idealerweise in einem kühlen und abgedunkelten Raum.
5. Wenn die Zeit um ist, den Topf öffnen, einen Schlauch hineinstecken und einmal kräftig mit dem Mund ansaugen. Das kann, muss man aber nicht ausspucken. Dann den Apfelessig mit dem Schlauch in saubere Glasflaschen abziehen und diese verschließen.

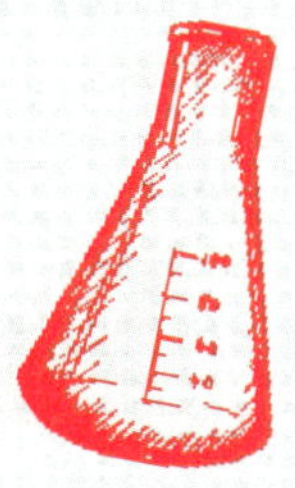

Tipp von Peter Schultes

Peter Schultes verwendet einen Tontopf, dessen Deckel eine Mulde enthält, in die er Wasser gibt. Da Ton leicht durchlässig ist und die Inhaltsstoffe diffundieren lässt, können Substanzen, etwa Gase, zwar von innen nach außen, durch die Wasserbarriere jedoch nicht umgekehrt von außen ins Innere des Behälters eindringen. Das ist wichtig, damit der Gärvorgang nicht gestört wird und reibungslos ablaufen kann.
Zum Schluss beschwert Peter Schultes die Vorrichtung mit einem Holzbrett, um zu verhindern, dass aufsteigende Gase den Deckel leicht anheben könnten.

TIPP
Die Essigmutter muss man übrigens nicht wegwerfen, sondern kann sie für den nächsten Ansatz verwenden. Denn sie wird, wie bei anderen Pilzen, etwa für Kefir oder Joghurt, von Mal zu Mal besser.

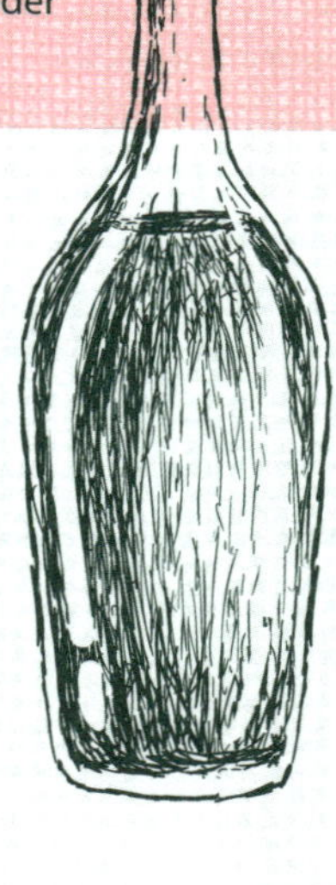

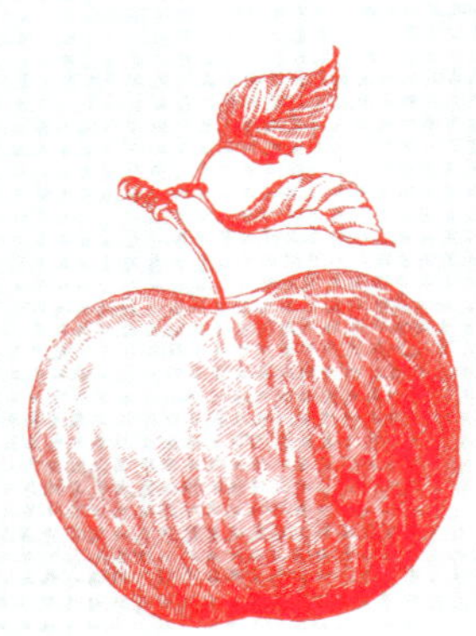

INNERLICHE ANWENDUNG

Nun, da Sie Ihren eigenen Apfelessig hergestellt haben, stellt sich die Frage, wofür man ihn ganz konkret hernehmen kann, wofür er – außer zum Kochen – nützlich ist. Wir beginnen mit seinen inneren Einsatzgebieten.

MORGENS ZUR ANREGUNG DES STOFFWECHSELS

Um den Stoffwechsel auf Touren zu bringen, sollte man in der Früh nach dem Aufstehen, noch bevor man den ersten Bissen zu sich nimmt, ein Glas warmes Wasser mit Apfelessig trinken.
Vor allem die Leber profitiert Peter Schultes zufolge von diesem morgendlichen Muntermacher, weil sie dazu animiert wird, zu arbeiten, zu verstoffwechseln, ohne dabei belastet zu werden, wie es beispielsweise bei der Entgiftung von Medikamenten oder von Alkohol der Fall ist.
Der gesamte Verdauungstrakt wird angeregt, was dazu führen kann, dass der Stuhl in Gang kommt, was wiederum einen reinigenden Effekt auf den Darm hat.

Apfelessigwasser

- In etwa *200 ml warmem Wasser 1 EL Apfelessig* verrühren und trinken.
- Wem das Gemisch zu sauer ist, der reduziert die Essigdosis so weit, dass er den Trunk zu sich nehmen kann, ohne sich schütteln zu müssen.
- Man kann auch etwa *½ TL Honig* beimischen, um das Ganze abzurunden.

APFELESSIG GEGEN SODBRENNEN

Mariele Simon, die heilmittelkundige Bäuerin aus dem Chiemgau, die ihren Apfelessig übrigens auch selbst ansetzt, schwört auf seine Hilfe bei Sodbrennen. Auch diese Anwendung entspringt einer alten Familientradition. Und weil Mariele in früheren Jahren häufig zu Sodbrennen neigte, hat sie jeweils eine halbe Stunde vor dem Essen *ein Likörglas reinen Apfelessig* getrunken, wodurch das Problem für sie behoben war. Wem reiner Essig zu sauer ist, der kann ihn auch mit warmem Wasser verdünnen: entsprechend dem schon beschriebenen Verhältnis von *200 ml Wasser auf 1 EL Apfelessig* (siehe Rezept »Apfelessigwasser«), bei Sodbrennen können es aber auch *2 EL Apfelessig* sein.

Praxistipp: Apfelessig richtig dosieren

Der Apfelessig reduziert das saure Milieu im Magen und verhindert so das Aufstoßen der Magensäure. Allerdings nur in geringen Dosen. Wer Apfelessig in deutlich höheren Dosen zu sich nimmt, riskiert auf Dauer sowohl eine Schädigung der Magenschleimhäute als auch Schäden am Zahnschmelz und an den Mund- und Rachenschleimhäuten.

Die Dosis macht bekanntlich das Gift. Daher sollte auch Apfelessig nur in begrenzter Menge eingenommen werden.

Bei den hier beschriebenen Anwendungen handelt es sich um relativ kleine Mengen Apfelessig: 1 EL entspricht etwa 1,5 bis 2 cl (= 15 bis 20 ml), verdünnt mit Wasser wird die Säurekonzentration noch geringer. Mariele Simons Likörglas fasst circa 3 cl (30 ml).

APFELESSIG BEI HEISERKEIT

Wem im Zuge einer Erkältung unter Beteiligung des Kehlkopfes die Stimme bricht oder ganz schwindet, der kann das *Apfelessigwasser,* wie es am frühen Morgen getrunken wird, zu sich nehmen (siehe Rezept). Darüber hinaus hilft es, mit Apfelessig den Rachen zu spülen: Dazu *warmes Wasser und Apfelessig zu gleichen Teilen* mischen und damit mehrmals täglich gurgeln. Das Gurgelwasser soll allerdings nicht geschluckt, sondern ausgespuckt werden.

TIPP

Wer angegriffene Zahnhälse hat oder wessen Zahnschmelz schon Läsionen aufweist, der kann seinen Mund nach dem Gurgeln mit Essigwasser mit einer Natronlauge spülen (wie im Abschnitt »Am besten mit Natron« beschrieben), um die Essigsäure zu neutralisieren und die Zähne zu schonen. Gleiches gilt natürlich auch für die Einnahme des morgendlichen Glases Wasser mit Apfelessig.

APFELESSIG ZUR BLUTZUCKERREGULIERUNG

Die regelmäßige Einnahme von Apfelessig in verdünnter Form in der Früh auf nüchternen Magen (siehe Rezept »Apfelessigwasser«) verbessert die Insulinsensitivität der Zellen und beugt der Entstehung eines Diabetes mellitus Typ 2 vor.

APFELESSIG ZUR ENTSÄUERUNG

Die regelmäßige Einnahme von verdünntem Apfelessig gleich morgens auf nüchternen Magen (siehe Rezept »Apfelessigwasser«) bringt nicht nur den Stoffwechsel in Schwung, sondern hilft auch, einer Übersäuerung des Körpers vorzubeugen beziehungsweise eine schon bestehende zu neutralisieren.

Viele von uns neigen zur Übersäuerung, und zwar aufgrund einer ungünstigen Ernährung mit Lebensmitteln, die einer Übersäuerung Vorschub leisten – als da wären: tierische Proteine in Form von Wurst-, Fleisch- und Milchprodukten, zuckerhaltige Getränke, Weißmehlerzeugnisse und Alkohol. Hinzu kommt eine rastlose Lebensweise, die immer mehr Menschen als stressig bezeichnen und die ebenfalls zur Übersäuerung beiträgt. Dies ist generell ungünstig und bereitet den idealen Boden für allerlei Erkrankungen von Rheuma bis Krebs. Apfelessig kann zur Regulierung des übersäuerten Milieus beitragen und so helfen, diese Plagen abzuwenden.

Auch wenn Apfelessig sauer schmeckt und aufgrund der konzentrierten Essigsäuren sauer ist, wirkt er dennoch basisch. Schließlich schmecken auch Zitronen sauer und sind trotzdem ein probates Mittel, um den pH-Wert des Körpers zu senken. Gleiches gilt für den Apfelessig. Wer mag, kann die entsäuernde Wirkung des Apfelessigs und der Zitrone in einem schmackhaften Getränk kombinieren.

Apfelessig-Zitronen-Wasser

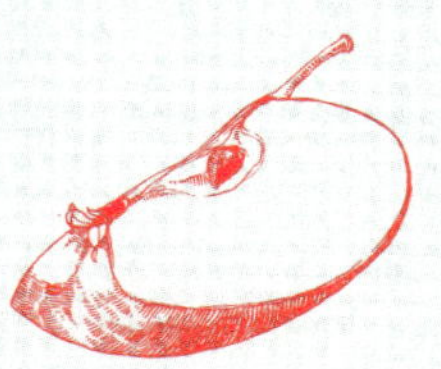

Zutaten:

1 Liter stilles Wasser (kann Leitungswasser sein)
2 EL Apfelessig
1 Biozitrone
1 EL Honig

Zubereitung:

1. Das Wasser in einen Krug füllen, den Apfelessig zugeben und umrühren.
2. Die äußere Schale der Zitrone fein abreiben. Die Zitrone aufschneiden und auspressen. Abrieb und Saft zum Essigwasser geben.
3. Den Honig einrühren.

Die Mischung nicht im Kühlschrank aufbewahren, sondern bei Zimmertemperatur über den Tag verteilt trinken.

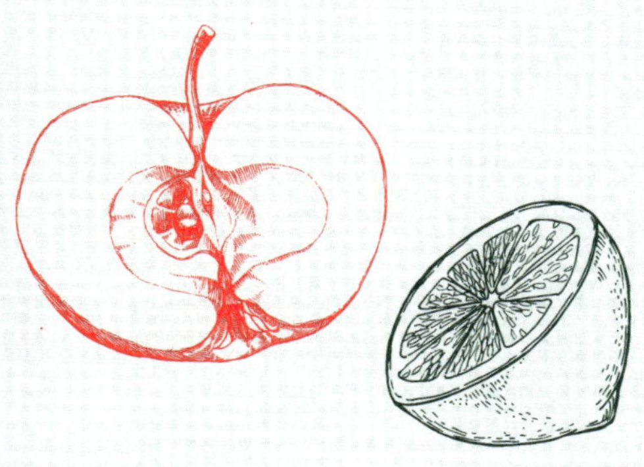

APFELESSIG BEI REIZDARM UND ROEMHELD-SYNDROM

Wer zu diffusen Problemen des Magen-Darm-Trakts neigt und unter Blähungen, Bauchweh und Durchfällen leidet, für den ist der »Essig der vier Diebe« genau das Richtige (siehe unten). Und so stellt Apotheker Peter Schultes ihn her:

Essig der vier Diebe (nach Peter Schultes)

Zum Abwiegen der Zutaten brauchen Sie eine Fein- oder Laborwaage.

Zutaten:

949,4 ml Apfelessig
15,9 g pulverisierter Knoblauch
8,3 g pulverisierte Gewürznelken
10 g gerebelter Rosmarin (die Nadeln werden vom Zweig gepflückt)
7,8 g pulverisierter Ceylon-Zimt
4,7 g Salbeiblätter, ganz oder geschnitten
3,8 g Pfefferminzblätter, ganz oder geschnitten

Die Angaben beziehen sich auf die Herstellung von 1 Liter des Endprodukts. Sie können die Angaben umrechnen, wenn Sie größere Mengen herstellen wollen.
Seinen Essig setzt Peter Schultes in einem Tongefäß an, den er auch für den Apfelessig verwendet (siehe »Grundrezept Apfelessig«). Solche Tontöpfe gibt es in unterschiedlichen Größen.

Zubereitung:

1. Die Gewürze mischen und zum Apfelessig geben. Den Ansatz gut verrühren.
2. Nach frühestens zwei Wochen durch einen Filtersack aus engmaschigem Nylon (Presssack für Fruchtsäfte) filtrieren. Die Maschen müssen so dicht sein, dass die Gewürze zurückgehalten werden.
3. Nach weiteren vier Wochen den Essig vom Bodensatz dekantieren beziehungsweise abziehen (wie beim Grundrezept Apfelessig beschrieben).
4. In saubere Flaschen füllen, verschließen und an einem trockenen, dunklen Ort lagern.

Tipp von Peter Schultes

»Der ›Essig der vier Diebe‹ bietet nützlichen Darmbakterien einen idealen Nährboden, zum Beispiel dem Bifidobacterium infantis. Dieses Bakterium sorgt unter anderem dafür, dass sich der Darm beruhigt. Blähungen und Bauchschmerzen klingen daraufhin ab, und der Stuhlgang verbessert sich. Ich selbst habe seit über 40 Jahren beste Erfahrungen damit und weiß von vielen Kunden, denen ich den ›Essig der vier Diebe‹ empfohlen habe, dass sich ihre Darmprobleme deutlich verbessert und zum Teil ganz aufgelöst haben.

In diesem Zusammenhang kann der Essig auch vor Herzproblemen schützen. Starke Blähungen können dazu führen, dass das Zwerchfell auf das Herz drückt und das sogenannte Roemheld-Syndrom auslöst. Die Betroffenen geraten in Atemnot, haben Herzbeschwerden und wissen nicht, dass ihr aufgeblähter Bauch daran schuld ist.

Bei Reizdarmsymptomen mit oder ohne Herzbeschwerden empfehle ich, 1 Glas lauwarmes Wasser mit 1 EL ›Essig der vier Diebe‹ jeweils eine halbe Stunde vor einer vollen Mahlzeit einzunehmen.«

ÄUSSERLICHE ANWENDUNG

Beginnen wir mit dem Kopf – und einer Anwendung mit langer Tradition: Früher war es nicht die Ausnahme, sondern die Regel, dass Kinder mit Kopfläusen nach Hause kamen, die ganz schnell die ganze Familie heimgesucht haben. Eine Waschung mit Apfelessig schuf Abhilfe. Dafür rieb man die Kopfhaut ordentlich mit Apfelessig ein, ließ das Ganze eine Viertelstunde einziehen und wusch anschließend mit Kernseife nach. So ließen sich auch die hartnäckigen Nissen, die Eier der Läuse, die an den Haaren klebten, auswaschen.
Diese Prozedur kann man natürlich auch heute noch durchführen, um sich und die Seinen von lästigen Kopfbewohnern zu befreien.

APFELESSIG FÜR GESUNDES UND SCHÖNES HAAR

Durch die adstringierende Wirkung des Essigs wird die Durchblutung der Kopfhaut verbessert. Seine keim- und pilzabtötende Wirkung verhindert die Vermehrung pathogener Mikroorganismen auf der Kopfhaut und sorgt für ein gesundes Milieu. Vor allem Menschen, die zu Schuppenbildung und Juckreiz der Kopfhaut neigen, seien regelmäßige Waschungen und Spülungen mit Apfelessig empfohlen.

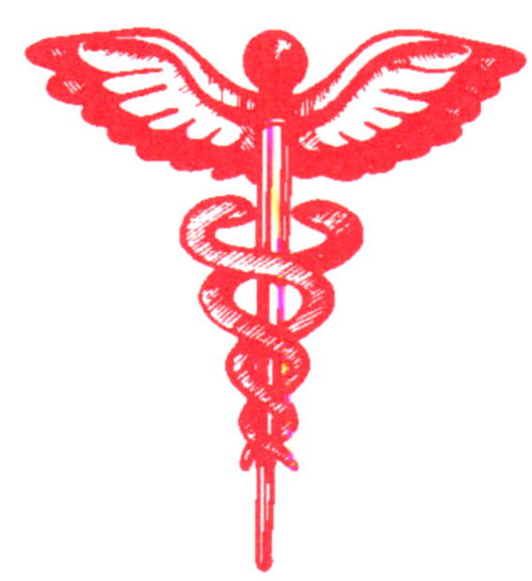

Haarspülung mit Apfelessig

Zutaten:
½ EL Apfelessig
200 ml warmes Wasser

Anleitung:

1. Die Haare wie gewohnt mit Shampoo waschen und dann gut ausspülen.
2. Apfelessig und warmes Wasser mischen, auf Kopfhaut und Haare geben und gut in die Kopfhaut einmassieren.
3. 3 bis 5 Minuten einziehen lassen und dann gründlich ausspülen. Der zunächst beißende Geruch des Essigs verflüchtigt sich mit der Zeit.

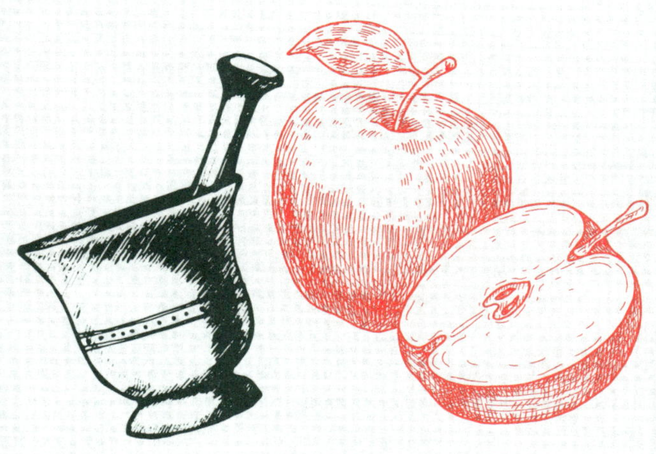

APFELESSIG GEGEN FLECHTEN UND PILZE

Aufgrund seiner antibakteriellen, antimykotischen, entzündungshemmenden und juckreizlindernden Wirkung kann Apfelessig bei Hauterkrankungen wie Flechten, Schuppen und Pilzbefall sehr hilfreich sein.

Hilfe bei Flechten und schuppender Haut

Dazu sollte man die betroffenen Hautpartien regelmäßig mit unverdünntem Apfelessig betupfen oder Umschläge anlegen.

Anleitung:

1. Saubere Leinen- oder Mulltücher in Apfelessig tränken und auflegen.
2. Etwa 15 Minuten einwirken lassen.
3. Danach bei Bedarf die Haut mit warmem Wasser abwaschen.

Apfelessig bei Pilzbefall

Auch bei Pilzbefall, etwa im Nagelbett, kann man sich mit Apfelessig helfen. Was sonst hätten die Menschen früher auch tun sollen, als es noch keine hochwirksamen Antipilzmittel aus der Apotheke gab? Sie haben den Apfelessig mit Schwämmen auf die von Pilzen befallenen Stellen aufgetragen und einziehen lassen. Man kann auch eine Mullbinde in Apfelessig tränken, den Nagel damit umwickeln und einen Baumwollhandschuh oder einen Socken darüber ziehen und die Anwendung über Nacht einziehen lassen. Apotheker Peter Schultes empfiehlt, dafür einen Okklusionsverband anzulegen.

Tipp von Peter Schultes: Spezialverband bei Nagelpilz

»Um die Bekämpfung des Pilzbefalls zu verbessern, empfehle ich das Anlegen eines Okklusionsverbandes. Dieser wird wie folgt angewendet:

1. *Zunächst tränkt man einen sauberen Leinenlappen mit Apfelessig und legt ihn auf den betroffenen Nagel.*
2. *Dann fixiert man den Verband mit haushaltsüblicher Frischhaltefolie und verschließt die Stelle möglichst luftdicht. Der Entzug der Außenluft verschlechtert die Wachstumsbedingungen für den Pilz, und er wird quasi ausgehungert.*
3. *Dann zieht man einen Socken darüber, damit der Verband nicht verrutscht, und lässt den Essig über Nacht einwirken.*
4. *Am nächsten Morgen wird der Verband entfernt.*
5. *Mit einer groben Nagelfeile oder einer Hornhautfeile trägt man dann ganz vorsichtig, ohne Druck auszuüben, die oberste Schicht des Nagels ab.*
6. *Diesen Vorgang sollte man mindestens eine Woche lang wiederholen.*

Durch dieses Prozedere entzieht man dem Pilz die Lebensgrundlage, und der Nagel kann sich von innen her allmählich regenerieren.«

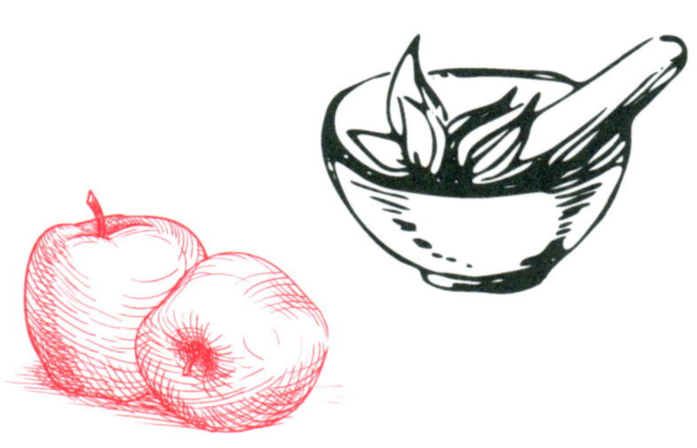

Apfelessig mit Kapuzinerkresse gegen Pilze

Noch effektiver wird die Pilzbehandlung, wenn man zusätzlich antimykotische Kräuter zum Einsatz bringt, wozu sich die heimische Kapuzinerkresse besonders gut eignet. Die in der Kresse enthaltenen Senföle entfalten zudem eine starke antibakterielle sowie antivirale Wirkung.

Kapuzinerkresse-Apfelessig

Zutaten:

1 Handvoll Blüten der Kapuzinerkresse
1 Handvoll Blätter der Kapuzinerkresse
750 ml Apfelessig

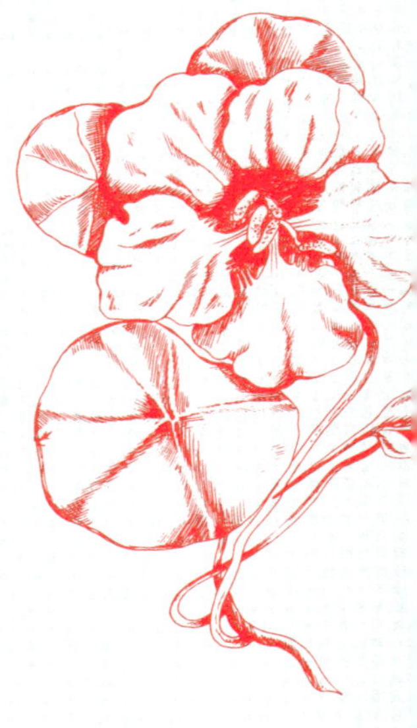

Zubereitung:

1. Die Blüten und Blätter der Kapuzinerkresse in ein sauberes, verschließbares 1-Liter-Glasgefäß, idealerweise mit einem weiten Hals, einfüllen. Mit dem Apfelessig aufgießen.
2. Das Gefäß verschließen und an einem dunklen, nicht zu warmen Ort ziehen lassen.
3. Einmal täglich den Ansatz gut schütteln, damit sich alle Blüten mit Essig vollsaugen können.
4. Nach 1 bis 2 Wochen, wenn der Essig eine intensive Farbe entwickelt hat, abseihen und in saubere Fläschchen abfüllen. Blüten und Blätter beim Abseihen gut ausdrücken.

Anwendung:

- Zur Anwendung auf der Haut empfiehlt sich die im Abschnitt »Hilfe bei Flechten und Schuppen« beschriebene Vorgehensweise.
- Alternativ kann man den Essig auch in eine Sprühflasche umfüllen, wie man sie in Drogeriemärkten oder Apotheken erhält, und den befallenen Nagel oder andere mit Pilzen infizierte Hautpartien regelmäßig damit besprühen.

TIPP

Aufgrund seines intensiven Kressegeschmacks kann dieser Essig natürlich auch in der Küche genutzt werden. Er eignet sich vor allem zum Anmachen von Salaten.

APFELESSIG BEI VERBRENNUNG DURCH QUALLEN

Wer kennt das nicht: Man schwimmt im Meer und ahnt nichts Böses, und plötzlich berührt man eine Qualle. Der Schreck ist groß, der Schmerz noch größer. Abgesehen davon, dass man das Wasser schon allein deshalb verlässt, weil man keine Lust verspürt, Bekanntschaft mit weiteren Quallen zu machen, sollte man die kontaminierten Hautpartien schnellstmöglich behandeln.

In einem Artikel der Onlineausgabe der *Ärztezeitung* vom 22. Februar 2008 findet sich in der Rubrik »Reisemedizin« ein Hinweis darauf, dass beim Badeurlaub unbedingt ein Fläschchen Essig in die Reiseapotheke gehört. Professor Dietrich Mebs vom Institut für Rechtsmedizin der Universität Frankfurt am Main empfiehlt demnach, man solle die Haut nach einem Quallenkontakt auf keinen Fall mit Leitungswasser abwaschen, weil das die auf der Haut befindlichen Nesselzellen dazu bringe, sich zu entladen und weitere Verbrennungen auszulösen. Vielmehr solle man sie gründlich mit Essig abwaschen. Das würde 80 bis 90 Prozent der noch nicht entladenen Nesselzellen unschädlich machen.

Wer keinen Essig dabeihat, kann auch schleunigst zum nächstgelegenen Kiosk oder Café gehen und um Essig bitten.
An den Küsten rund um Australien, wo besonders viele und vor allem ausgesprochen giftige Quallen beheimatet sind, hat man bestimmte Strände mit Essigflaschen für die Erste Hilfe im Fall einer Quallenattacke ausgestattet.

GLATTE UND FRISCHE GESICHTSHAUT DANK APFELESSIG

Mit seinem hautfreundlichen pH-Wert schützt Apfelessig die natürliche Hautbarriere. Daher eignet er sich zur sanften Reinigung, aber auch zur Pflege der Haut. Seine Säuren und Gerbstoffe wirken adstringierend auf die Haut und sorgen so für eine glatte Oberflächenstruktur. Apfelessig fördert die Durchblutung und damit ein gesundes Hautbild. Deshalb eignet sich Apfelessig auch als Tonikum.

Anwendung:

- Man kann Apfelessig pur auf die Haut aufbringen oder verdünnt mit warmem Wasser. Probieren Sie aus, was Ihrer Haut zuträglicher ist.
- Wer zu Irritationen neigt, könnte aufgrund des hohen Säureanteils empfindlich reagieren. Aber Sie kennen Ihre Haut selbst am besten und wissen, wie viel Essig sie verträgt.

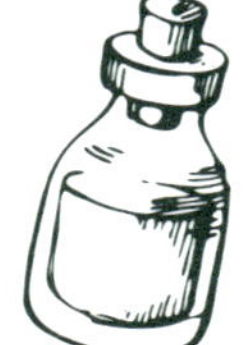

APFELESSIG STATT DEO

Durch seine adstringierende Wirkung und das damit einhergehende Zusammenziehen der Schweißdrüsen wirkt Apfelessig einer übermäßigen Schweißproduktion entgegen. Seine antibakteriellen Kapazitäten machen geruchsbildende Bakterien unschädlich, sodass man selbst im Hochsommer, wenn man zwangsläufig stärker transpiriert, nicht muffelt.

Anwendung:

- Am einfachsten ist es, Wasser mit etwas Apfelessig zu mischen, das man dann auf die Haut der Achselhöhlen gibt – nach Belieben mithilfe eines Wattebauschs.
- Wer lieber ein richtiges Deodorant benutzt, kann die Wasser-Apfelessig-Mischung auch in eine Sprühflasche abfüllen und sich damit besprühen.

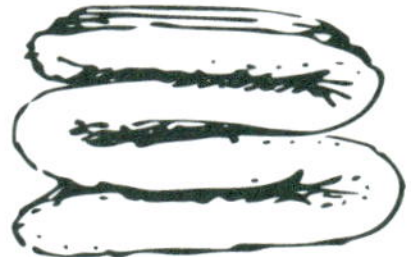

TIPP

So ein Gemisch ist nicht sehr lange haltbar, weshalb Sie nur geringe Mengen abfüllen sollten, je nach Jahreszeit und Temperatur maximal einen Vorrat für zwei Wochen.

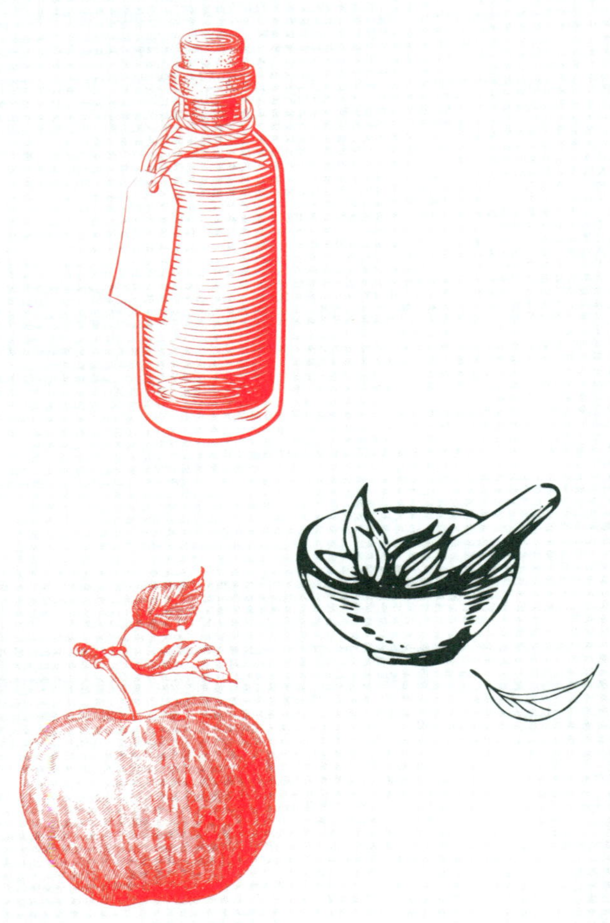

APFELESSIG GEGEN SCHWEISSFÜSSE

Die desodorierende Wirkung von Apfelessig können Sie sich natürlich auch dann zunutze machen, wenn Sie zu Schweißfüßen neigen.

Anwendung:

- Ein Fußbad mit angenehm warmem Wasser herrichten.
- Apfelessig im Verhältnis von etwa 1:8 hineingeben, das heißt, pro Liter Wasser 125 ml Apfelessig.

APFELESSIG ZUR ERFRISCHUNG

Vor allem in den warmen Sommermonaten erfrischen Waschungen oder Auflagen mit Apfelessig wegen seiner kühlenden und adstringierenden Eigenschaften.

Anwendung:

- 500 ml Apfelessig mit dem Saft einer Biozitrone mischen und damit die Haut befeuchten.
- Hilfreich sind dabei ein sauberer Schwamm, ein herkömmlicher Waschlappen oder eine Kompresse.
- Speziell diejenigen Hautpartien mit der Mischung abtupfen, die zu starker Schweißbildung neigen oder stark erhitzt sind.

TIPP

Dass Sie die Augen dabei aussparen, sollte ich eigentlich nicht erwähnen müssen. Der lieben Ordnung halber tue ich es trotzdem: Sparen Sie Augenpartie und Schleimhäute aus. Denn Essigsäure in Kombination mit Zitronensäure kann empfindliche Schleimhäute reizen.

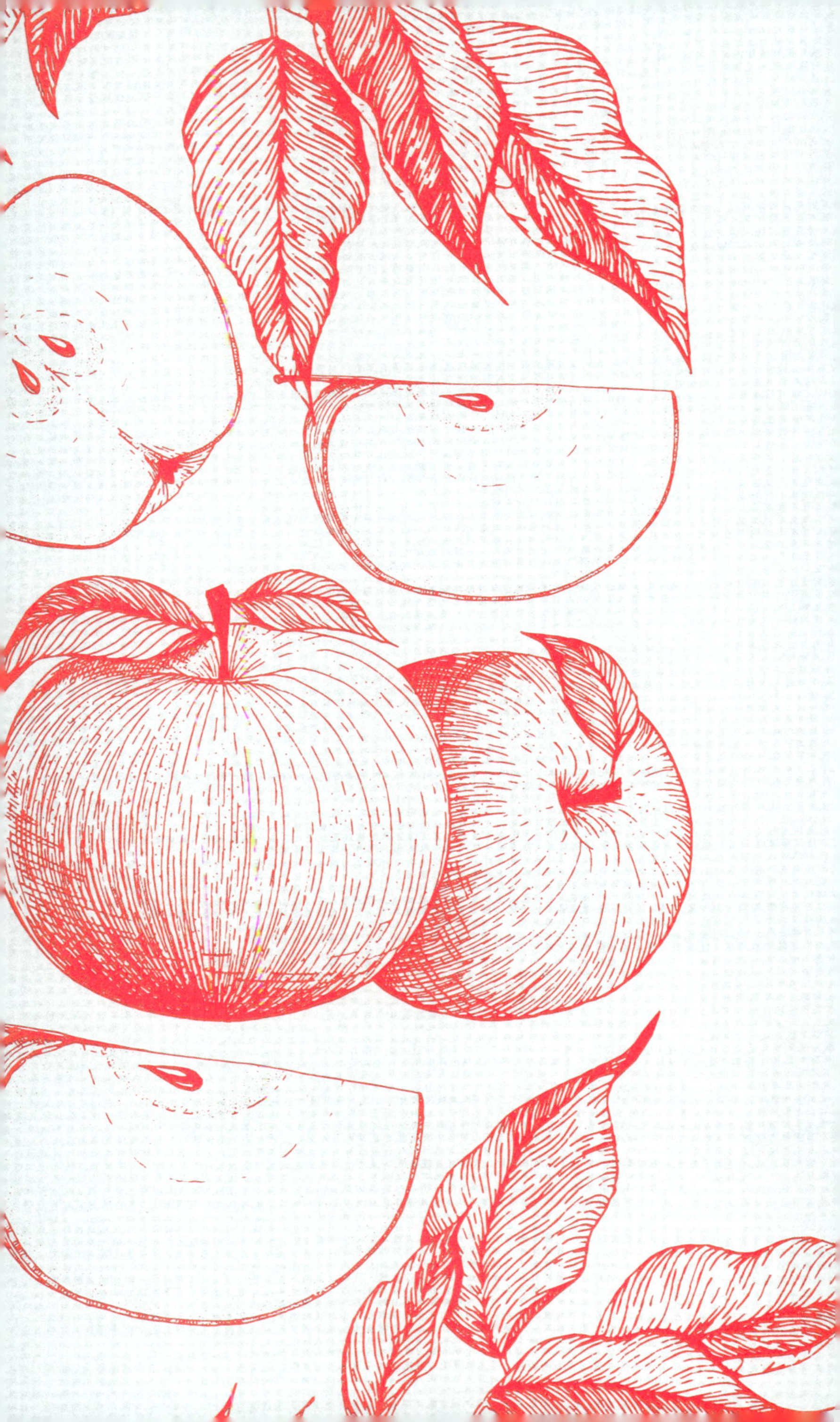

DER APFEL IM AYURVEDA

Über Agni, Doshas und die Verträglichkeit warmer Speisen

Das Wort Ayurveda entstammt dem Sanskrit und bedeutet so viel wie »Die Wissenschaft vom Leben«. Ayurveda steht für das traditionelle indische Heilsystem. Darin kommt Ernährung eine zentrale Rolle zu, sowohl bei der Prävention als auch bei der Behandlung von Krankheiten.

ERNÄHRUNG UND KONSTITUTION IM AYURVEDA

Die Aufnahme hochwertiger Nahrungsmittel allein wird im Ayurveda noch nicht mit gesunder Ernährung gleichgesetzt. Damit Nahrung gesund ist, muss sie auch gut verdaut werden. Der Grundsatz »Du bist, was du isst« wird im Ayurveda erweitert um: »Du bist, was du verdaust.«
Mittlerweile hat diese Maxime auch Einzug in die hiesige Ernährungsmedizin gehalten. Dr. Matthias Riedl und seine Kollegen von den Ernährungs-Docs des NDRs werden nicht müde, in ihren TV-Sendungen und Büchern darauf hinzuweisen, dass nur gut gekautes Obst gesundes Obst sein kann. Das gilt selbstredend auch für den Apfel!
Dem ayurvedischen Verständnis zufolge beeinflussen neben gutem Kauen und Einspeicheln der Nahrung viele weitere Faktoren unsere Verdauung.
Die Yogalehrerin und MBSR-Trainerin Sabine Saidi hat an der Europäischen Akademie für Ayurveda/Kerstin Rosenberg eine Ausbildung zur Ayurveda-Köchin absolviert. Ihr Mann Dr. Huschang Saidi ist als Zahnarzt und Ayurveda-Arzt tätig. Gemeinsam leben sie nach den Grundsätzen des Ayurveda, wobei sie der Ernährung einen besonderen Stellenwert beimessen.

Tipp von Huschang Saidi

»Im Ayurveda sind nicht alle Lebensmittel für jeden gleich gut bekömmlich. Welche Lebensmittel unserem Wohlergehen und letztlich unserer Gesundheit zuträglich sind und welche eher nicht, hängt unter anderem von unserem Dosha, also unserer Konstitution, ab. Diese ist uns von Geburt an zu eigen, doch sie kann im Laufe des Lebens durch viele Faktoren beeinflusst werden und sich daher verändern.

Beispielsweise hat ein Mensch von kräftiger Statur und eher ruhigerem Gemüt vermutlich eine Kapha-Konstitution. Menschen mit diesem Dosha tendieren zu einer geringeren Verdauungsleistung. Ihr Agni, wie das Verdauungsfeuer im Ayurveda heißt, ist schwächer ausgeprägt als bei Menschen mit einer Pitta- oder Vata-Konstitution. Solche Menschen sind wiederum tendenziell eher zart oder drahtig gebaut und auffallend energetisch sowohl im Denken als auch in ihrem Tun.

Dies sind nur einige offensichtliche Merkmale, die ein Dosha charakterisieren. Weitergehende und subtilere Konstitutionsmerkmale werden beispielsweise durch eine spezielle Pulsdiagnose, aber auch durch die Beurteilung des Stuhlgangs ermittelt. Erst eine umfangreiche Anamnese lässt auf den individuellen Konstitutionstyp schließen.

Und weil Menschen nun mal so unterschiedlich sind, bedürfen sie entsprechend ihrer Vata-, Pitta- oder Kapha-Konstitutionen beziehungsweise deren Mischformen einer individuellen Ernährung, damit sie in ihrem individuellen Gleichgewicht und gesund bleiben. Wer langfristig entgegen seiner Konstitution lebt und sich falsch ernährt, riskiert hingegen, krank zu werden.«

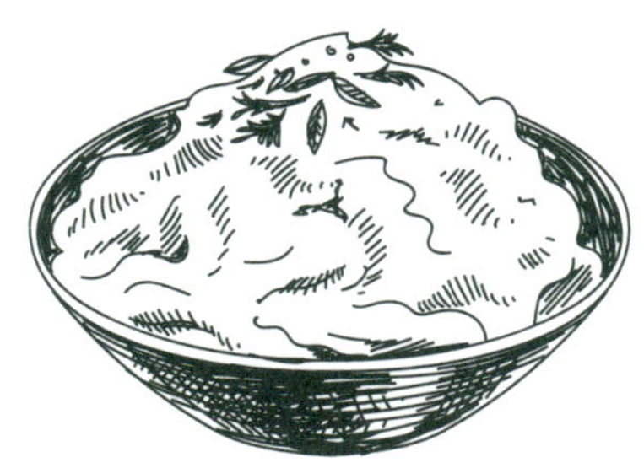

DER EINFLUSS VON LEBENSMITTELN AUF DIE KONSTITUTION

Es gibt Lebensmittel, die fast von allen Konstitutionstypen vertragen und bedenkenlos gegessen werden können. Andere wiederum nehmen starken Einfluss auf das jeweilige Dosha – sowohl fördernd als auch reduzierend.

Menschen mit einer ausgeprägten Pitta-Konstitution sollten beispielsweise scharfe Speisen meiden, weil diese das Feuer, mithin die hohe Energie, die typisch für Pitta ist, weiter anheizen würden. Kapha-Typen hingegen vertragen Scharfes, weil es sie sprichwörtlich anfeuert, man könnte auch sagen, in Schwung bringt. Süße Speisen wiederum verstärken Kapha und besänftigen Pitta.

Sie sehen schon, dass die Ernährungslehre des Ayurveda ziemlich ausgefeilt, vor allem jedoch individuell ausgerichtet ist. Wer mehr über sein Dosha und die für ihn günstigen Nahrungsmittel sowie deren Zubereitung wissen möchte, kann bei Ayurveda-Beratern wie Huschang und Sabine Saidi sowie bei anderen niedergelassenen Spezialisten Rat einholen. Einen Ayurveda-Arzt in Ihrer Region finden Sie unter https://www.ayurveda.de/

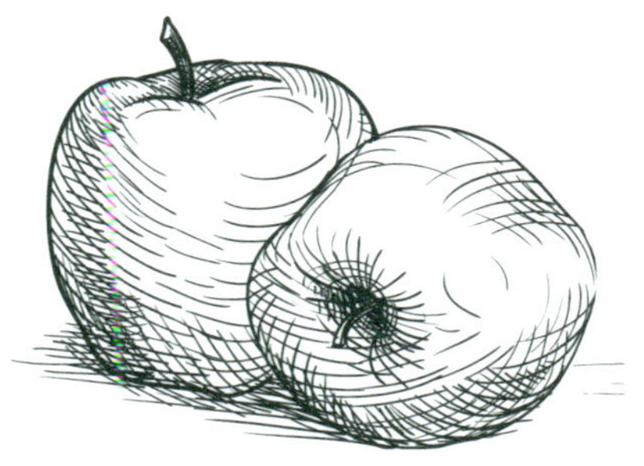

Der Apfel im Ayurveda

Auch der Apfel nimmt Einfluss auf die Doshas und damit auf unser Wohlbefinden. Inwiefern, zeigt die nachfolgende Übersicht.

Der Apfel aus ayurvedischer Sicht

Geschmack (Rasa)	Thermische Wirkung (Virya)	Wirkung auf die Doshas	Spezifische Wirkung (Karma)
Je nach Sorte und Reifegrad:	kühlend	senkt Vata und Pitta	flüssigkeits-absorbierend
süß, sauer, adstringierend		bei schwacher Verdauungsleistung nur gekocht essen	gut gegen Durchfall und bei Parasiten

Der Apfel in der ayurvedischen Klassifikation nach Rosenberg;
Tabelle nach Daten aus: Rosenberg, Kerstin: Die Ayurvedaernährung; Südwest Verlag, München 2015. Dies.: Ayurveda heilt – Ernährung als Medizin; Südwest Verlag, München 2015.

Die Empfehlung in der dritten Spalte der Tabelle, Äpfel bei schwacher Verdauungsleistung (Agni) nur gekocht zu essen, gibt es nicht nur im Ayurveda. Auch bei Hildegard von Bingen findet sich der Hinweis, dass rohe Äpfel nur für gesunde Menschen geeignet sind. Sieche Menschen hingegen sollten nur gedünstete Äpfel essen. Nun ist ein schwaches Agni an sich kein Zeichen von Krankheit, aber es ist eine Schwäche, die – wenn man sie in der Auswahl und Zubereitung der Speisen nicht berücksichtigt – Erkrankungen auslösen beziehungsweise verstärken kann. Daher wird Menschen mit einer ausgeprägten Kapha-Konstitution der ayurvedischen Ernährungslehre zufolge vom Verzehr roher Äpfel eher abgeraten.

WARME SPEISEN ENTLASTEN DAS VERDAUUNGSSYSTEM

Obwohl auch im Ayurveda Rohkost in Form eines Blattsalats als Bestandteil des Mittagessens erlaubt ist, wird doch weitestgehend dazu geraten, gegarte Speisen zu verzehren.

Erstens verbraucht unser Körper weniger Energie, um die Nahrung zu verdauen, wenn diese vorher gegart wurde. Kalte Gerichte, vor allem, wenn sie direkt aus dem Kühlschrank kommen, müssen ja erst einmal auf Körpertemperatur erwärmt werden, und das erfordert Energie.

Zweitens regt warmes Essen den Magen-Darm-Trakt, mithin die Verdauung, aber auch den Stoffwechsel an. Nicht nur im Ayurveda, auch in der Traditionellen Chinesischen Medizin wird daher zu warmem Essen geraten, weil dadurch die Lebensenergie, das Chi, in Fluss kommt. Und das beginnt schon morgens mit einem warmen Getränk und einem warmen, stärkenden Frühstück. Was den Chinesen die Suppe, ist den Anhängern des Ayurveda das Porridge.

Nachdem ich Ihnen bereits zwei Frühstücksbreivarianten mit Apfel vorgestellt habe, bereichert Sabine Saidi die Auswahl um ein Porridge, das – weil ayurvedisch und indisch – deutlich exotischer und geschmacklich verlockend daherkommt.

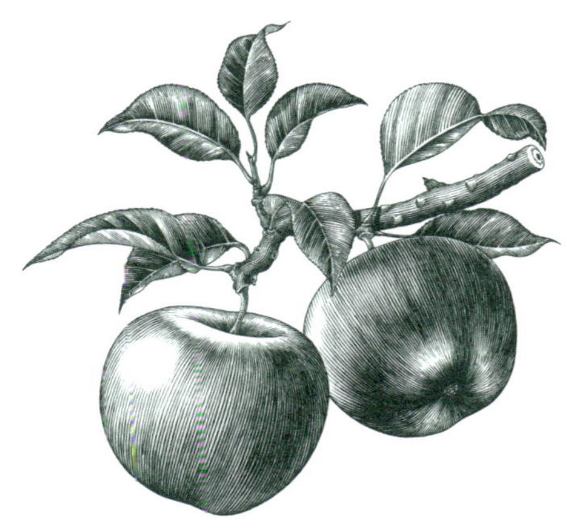

Ayurvedisches Porridge mit gedünstetem Apfel

Zutaten Porridge:

4 EL Haferflocken oder Dinkelflocken (Zartblatt)
250 ml Wasser oder Milch (alternativ Reis-, Mandel- oder Hafermilch)
1 Prise Salz
Zucker nach Geschmack

Zutaten Apfelbeilage:

1 Apfel
¼ Vanilleschote
2 Safranfäden
etwas Rohrohrzucker
1 TL Ghee
½ Zacken Sternanis
2 Msp. Zimt
2 Msp. Kardamom

Zubereitung:

1. Den Apfel entkernen, von Stiel und Blüte befreien und klein schneiden.
2. Die Vanilleschote längs aufschlitzen und das Mark herauskratzen. Die Safranfäden mit etwas Zucker im Mörser zerstoßen.
3. Das Ghee erhitzen und alle Gewürze darin kurz anrösten. Anschließend die Apfelstücke zugeben und ca. 10 bis 15 Minuten köcheln lassen.
4. Inzwischen für das Porridge die Flocken mit Wasser oder Milch in einen Topf geben und 5 Minuten unter Rühren köcheln lassen. Mit Salz und Zucker würzen.
5. Die gedünsteten Äpfel unter das Porridge heben oder als Beilage servieren.

Tipp von Sabine Saidi

»Das klassische ayurvedische Frühstück besteht zweifelsohne aus einem Porridge mit gedünstetem Frischobst oder Trockenfrüchten. Wer jedoch keinen Brei mag, kann auch mit einem leckeren Apfelpfannkuchen oder einem Apple-Crumble ayurvedisch in den Tag starten.«

DER GESCHMACK SORGT FÜR ZUFRIEDENHEIT

Die ayurvedische Küche berücksichtigt bei jeder Mahlzeit sechs Geschmacksrichtungen (Rasas): süß, sauer, salzig, scharf, bitter und adstringierend (zusammenziehend). Diese Komposition verleiht den Gerichten einen ausgewogenen Geschmack, der unsere Sinne befriedigt und uns nach dem Essen mit einem Gefühl der Zufriedenheit zurücklässt. Außerdem sorgt die Kombination aller Geschmacksrichtungen für einen Ausgleich der Doshas, weil sich der Geschmack eines Nahrungsmittels direkt auf die Doshas auswirkt.

Tipp von Sabine Saidi

»Manchmal lassen sich nicht alle Geschmacksrichtungen in ein Essen integrieren. Fehlen bestimmte Rasas, kann das mit einem Chutney ausgeglichen werden, das immer alle sechs Geschmacksrichtungen aufweist.«

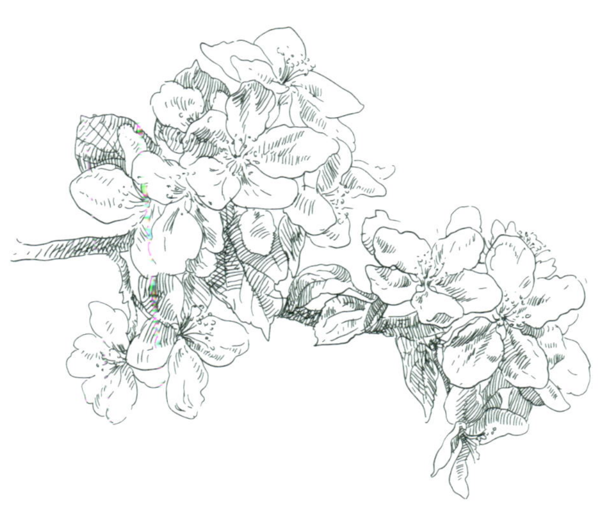

Ayurvedisches Apfel-Chutney

Zutaten für vier Portionen:
6 süße Äpfel
1 EL Ghee
½ TL Fenchelsamen
Ingwer (1 cm breites Stück)
1 Msp. Chilipulver
1 Msp. Kurkuma
1 TL Kardamom
½ TL Zimt
Salz

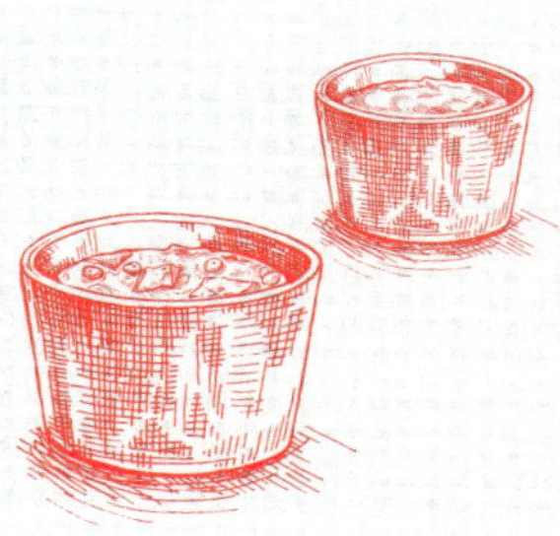

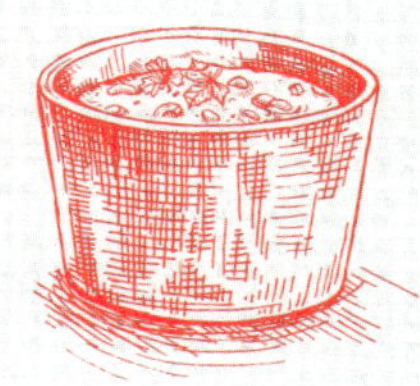

Zubereitung:

1. Die Äpfel putzen und klein schneiden. Den Ingwer reiben.
2. Das Ghee erhitzen und die Fenchelsamen darin anrösten. Die anderen Gewürze hinzugeben und kurz anbraten.
3. Die Apfelstücke hinzufügen und alles ca. 15 Minuten köcheln lassen.
4. Nach Geschmack salzen.

Tipp von Sabine Saidi

»Auch dieses Chutney kann auf das jeweilige Dosha angepasst werden:

- *für Vata: nicht zu scharf (vor allem nicht zu viel Chili);*
- *für Pitta: Apfel bissfester garen;*
- *für Kapha: gern etwas schärfer (eventuell etwas mehr Chili).«*

Geschmacksrichtungen im Apfel-Chutney

Zutaten	süß	sauer	salzig	scharf	bitter	adstringierend
Äpfel	×	×				×
Ghee	×					
Chilipulver				×		
Fenchelsamen	×				×	
Ingwer gerieben				×		
Kardamom	×			×	×	×
Kurkuma					×	
Salz			×			
Sternanis	×					
Zimt	×			×	×	

Quelle: Sabine Saidi

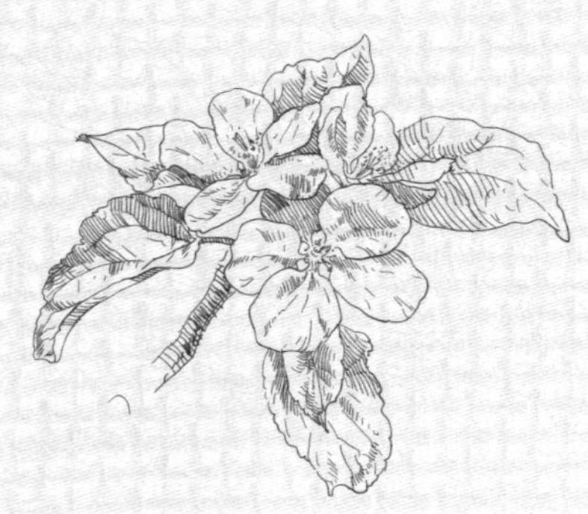

*pitta-
senkend*

Dosha-
Wirkung

*vata-
senkend*

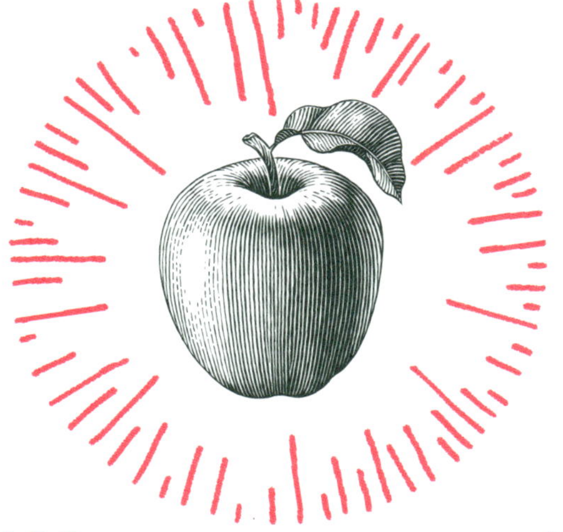

ß

Rasa
(Geschmack)

uer

adstringierend

Virya
(thermische Wirkung)

kühlend

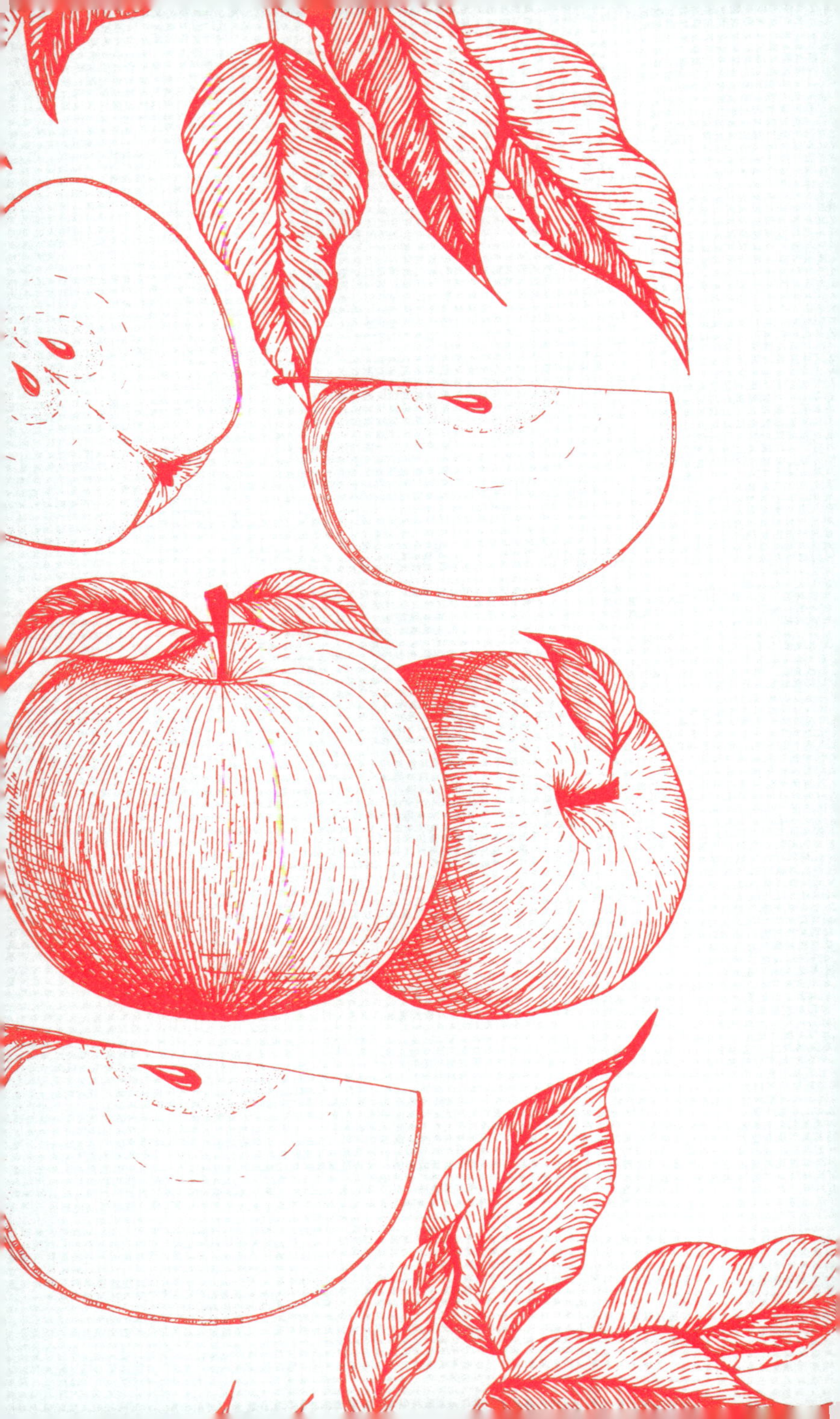

ALTE APFELSORTEN

Sie haben ein langes Leben.
Die, die sie essen, auch?

Alte Apfelsorten werden in der Tat recht alt. Auf 60 bis 80 Jahre schaffen es so ein *Prinz Albrecht von Preußen* oder eine *Alkmene.* Noch älter wird der *Boskoop.* Der Apfelbauer und Pomologe Eckart Brandt sagt: »Wenn der ganze Apfelgarten schon dahin ist und nur noch ein einziger Baum übrig ist, der Früchte trägt, dann können Sie davon ausgehen, dass es ein Boskoop ist.«

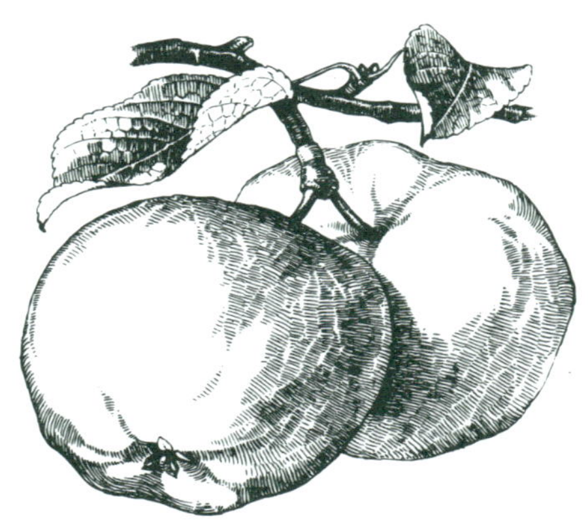

ZURÜCK ZU DEN WURZELN

Man könnte sagen, die Lebensspanne eines Apfelbaums gleicht der Dauer eines Menschenlebens. Früher hat man Apfelbäume in dem Wissen gepflanzt, dass die Enkel noch davon essen werden. Heute ändern sich die geschmacklichen Vorlieben und Moden so oft und vor allem so schnell, dass die Bäume keine 50 Jahre im Boden bleiben.

Aber alten Apfelbäumen ist nicht nur ein langes Leben beschieden. Viel wichtiger ist, dass sie relativ gesund alt werden und nicht so anfällig für Apfelschorf verursachende Pilze, für Milben, Mehltau und andere Schädlinge sind.

Auch wir Menschen werden immer älter, aber wie viele Menschen werden gesund alt? Und wie viele nehmen schon in jungen Jahren so viele Pillen und Tabletten, wie ihre Großeltern ihr Lebtag nicht gebraucht haben?

Nun sind die Ursachen für die Krankheitsanfälligkeit von Äpfeln und Menschen selbstredend unterschiedlicher Natur. Aber alte Apfelsorten können uns dabei helfen, länger und selbst bis ins hohe Alter gesund zu bleiben, sofern wir uns denn etwas mehr an der Lebensweise orientieren, die in der guten alten Zeit gang und gäbe war. Der Opa hat eben nicht nur den Apfel vom Baum gepflückt, der natürlich ungespritzt war. Der Opa erledigte auch alles zu Fuß oder auf dem Rad, so er denn eines besaß. Fleisch gab es nur am Sonntag. Man spielte mit den Enkeln, die im Haus oder in der Nachbarschaft wohnten und die man nicht erst per *Facetime* zuschalten musste. Fernsehen gab es auch nicht. Dafür wurde in trauter Runde Skat oder Schafkopf gespielt. Man stand mit den Vögeln auf und ging mit ihnen zu Bett.
Nun, zurückdrehen lassen sich die Uhren bekanntlich nicht, und früher war zwar vieles besser, aber längst nicht alles. Wer wollte heute noch die Wäsche per Hand auf dem Waschbrett rubbeln? Und was täten wir ohne unseren Kühlschrank? Und doch könnte man das ein oder andere, das unserer Gesundheit zuträglich sein könnte, wiederbeleben und in den Alltag integrieren. Täglich in einen Apfel zu beißen oder sich die in diesem Buch beschriebenen Apfelrezepturen zu eigen zu machen, könnte ein kleiner Schritt zu einem gesünderen und vielleicht auch zufriedeneren Leben sein.
Aber zurück zu den alten Sorten, die ein Geschenk der Natur sind, aber auch Ausdruck des Ideenreichtums ehrgeiziger und umtriebiger Züchter.

WIE ENTSTANDEN DIE VIELEN SORTEN?

Zunächst war das Züchten neuer Apfelsorten ein Hobby des Hochadels, der Fürsten, Grafen und anderer erlauchter Herrschaften. Den Trend, als den man die Apfel- aber auch die Birnenzucht getrost bezeichnen kann, hat kein Geringerer als Ludwig XIV. von Frankreich losgetreten.

Ein Hobby von Herrschern und Pfarrern

Der Sonnenkönig, der Prototyp des absolutistischen Herrschers, war nicht nur die erste, er war *die* Stilikone schlechthin. Wenn es um Stilfragen ging – ganz gleich, ob in Sachen Kleidung, Architektur, Gartenbaukunst oder so nützlicher Freizeitbeschäftigungen wie dem Züchten schmackhafter Früchte, die die Tafeln seiner üppigen Gelage zierten –, gab Ludwig den Ton an. Und weil die europäischen Höfe danach trachteten, es dem Sonnenkönig gleichzutun, begann man auch dort, Obstbäume zu züchten – schließlich wollten sie allesamt *en vogue* sein und sich ein klein wenig in Ludwigs Glanz baden. Je nach Region und den damit einhergehenden klimatischen Bedingungen gediehen manche Sorten gut, andere hingegen gar nicht. Und so gab es bald eine reiche Vielfalt an Äpfeln, die durch raffinierte Kreuzungen verfeinert und vergrößert wurde.

Einen weiteren Aufschwung erlebte der Obstbau, als sich das Bürgertum anschickte, auf den Zug aufzuspringen und ebenfalls Äpfel anzubauen. Wer es zu etwas gebracht hatte und auf sich hielt, wollte, ja musste einen zeitgemäßen Lebensstil pflegen, zu dem im späten 18., vollends jedoch im 19. Jahrhundert das Züchten von Obstbäumen zählte. Das galt in erster Linie für die Honoratioren eines jeden Ortes, als da wären: die Herren Apotheker, Arzt, Lehrer und natürlich der Pfarrer. Der wiederum war in Sachen Apfelsortenvermehrung ein, wenn nicht *der* Multiplikator schlechthin. Wer die herrlichen Obstbäume im Pfarrgarten sah und in den Genuss kam, davon probieren zu dürfen – schließlich enthielt die Urvariante des Geschenkkorbes neben Schinken und Brot auch Obst –, der wollte möglicherweise auch so köstliche Äpfel haben. Darum bat man den Herrn Pfarrer, einen Reis, also Zweig, von seinem Baum schneiden zu dürfen, um daraus einen eigenen Baum ziehen zu können.

ÜBER ZUCHT, ANBAU UND TRENDS

Eckart Brandt hat mir erklärt, wie das mit dem Züchten und Veredeln funktioniert hat und wie es auch heute noch gehandhabt wird.

Tipp von Eckart Brandt

»Es gibt mehrere Methoden, einen Apfelbaum zu züchten. Man darf ja nicht vergessen, dass Apfelbäume sich durch ihre Samen selbst aussäen und vermehren. Allerdings weiß man dann nie, was dabei rauskommt. Viele der wild sprießenden Gewächse tragen Früchte, die so sauer und holzig sind, dass man nun wirklich nicht hineinbeißen will.

Die einfachste Variante der Zucht ist die Kopulation eines Apfelreises, also eines im letzten Jahr gewachsenen Stücks Holz vom gewünschten Baum, dessen Früchte man gern hätte, mit einem solchen Wildwuchs.

Im Winter schneidet man einen Reis, der mindestens zwei – besser drei – gut entwickelte Augen haben sollte, vom Baum und schlägt das Reis bis zum Frühling an einem schattigen Ort in feuchten Sand ein.

Im Frühling sucht man sich eine geeignete Unterlage. Das kann so ein besagtes, wildes Stämmchen sein, das am Wegesrand oder im eigenen Garten gewachsen ist. Dessen Durchmesser sollte dem des Reises einigermaßen entsprechen. Man schneidet das Reis und das Unterstämmchen im selben Winkel schräg an, damit die Schnittflächen möglichst bündig schließen. Dann umwickelt man die Veredelungsstelle fest mit Bast und bestreicht die Veredelung wie auch die Spitze des Reises großzügig mit Baumwachs, damit das Holz nicht austrocknet, vor allem jedoch, damit kein Wasser eindringen kann.

Jetzt muss das Ganze nur noch gut zusammenwachsen, und wenn alles gut geht, erwächst auf der Unterlage ein Bäumchen der gewünschten Sorte.

Wer einen Apfelbaum im Garten hat, den er vielleicht von den Eltern oder den Vorbesitzern übernommen hat und dessen Früchte man so gar nicht essen mag, kann diesen veredeln. Dazu schneidet man das Reis von der gewünschten Apfelsorte unten an beiden gegenüberliegenden Seiten schräg an.

Dann kann man das Reis mitten in den dickeren Unterstamm in einen Spalt schieben, den man vorher mit einem großen Messer eingefügt hat.

Alternativ schiebt man ein einseitig abgeschrägtes Reis hinter die Rinde des dickeren Unterstamms, in die man vorher von der oberen Schnittfläche her einen Schlitz eingeschnitten hat, sodass man das Reis ganz einfach in den Schlitz einführen kann. In jedem Fall muss die Veredelungsstelle nach der ›Operation‹ gut mit Bast umwickelt und mit Baumwachs bestrichen werden.«

REGER AUSTAUSCH UNTER POMOLOGEN SORGT FÜR SORTENVIELFALT

1859 wurde der *Deutsche-Pomologen-Verein* gegründet. Aufgabe des ersten Vereins dieser Art war zwar vor allem das Sammeln sowie die Dokumentation und Katalogisierung der in Deutschland vorkommenden Obstsorten. Aber die Mitglieder verstanden sich auch auf Neuzüchtungen. Dazu erwarb man auch Reiser aus Nachbarländern wie Frankreich, der Schweiz, Großbritannien und natürlich aus Holland, wo der Obstbau von jeher florierte. Man muss sich das wie eine illustre Tauschbörse vorstellen, die eine große Vielfalt immer neuer Sorten hervorbrachte.

Selbst aus so entlegenen Regionen wie dem Baltikum oder Kasachstan, dem Ursprungsgebiet des Apfels, wurden Reiser bezogen. Und so kam es, dass der schottische *James Grieve*, der kasachische *Rote Astrachan* oder der ursprünglich aus dem Baltikum stammende *Klarapfel* bei uns heimisch wurden.

Gestern – es war der 24. Juli – habe ich in den ersten Klarapfel, mithin in einen der ersten neuen Äpfel dieses Jahres, gebissen und mich dabei gefreut wie ein Kind. In meiner Heimat Thüringen – wo es übrigens große Apfelplantagen und noch sehr viele alte Streuobstwiesen mit einem unglaublichen Sortenrepertoire gibt – heißt der *Klarapfel Kornapfel.* In anderen Regionen nennt man ihn *Heuapfel,* was auf den Zeitpunkt seiner Reife und Ernte hinweist, zu der eben auch das Korn geerntet und das Heu auf den Wiesen geschnitten wird. Der *Klarapfel* ist der Sommerapfel schlechthin.

Ich kann mich noch gut daran erinnern, wie sehr wir uns als Kinder auf die ersten *Kornäpfel* gefreut haben, die von zartem Apfelgrün waren und deren Duft und Aroma an unbeschwerte, nicht enden wollende Sommer erinnert.
Aber zurück zu den Pomologen der ersten Stunde und ihrer Bedeutung für die Sortenvielfalt.

Vom Garten Eden zur Monokultur: Apfelanbau in Oranienburg

Gegen Ende des 19. Jahrhunderts war Obstanbau noch immer ein schönes Hobby der Bessergestellten, das ganz nebenbei die Versorgung mit lagerfähigen Früchten sicherstellte. Doch die Gründerzeit und der mit ihr verbundene wirtschaftliche Aufschwung hatten die Städte wachsen lassen. Die zahlreicher werdenden Stadtbewohner verlangten nach Obst. Hinzu kam ein in Mode gekommener Lebensstil, der zurück zur Natur strebte. Es war die Zeit der ersten Schwimmbäder. Die Menschen entledigten sich der engen und unter gesundheitlichen Gesichtspunkten äußerst bedenklichen Kleidung, unter der vor allem die Frauen ächzten. Man trieb Sport und frönte allgemein einer gesunden Lebensweise.
In diese Epoche fällt eine Obstbauinitiative der besonderen Art. 1893 wurde in Berlin-Oranienburg die Obstbaukolonie »Eden« gegründet, aus der später die Reformhauskette »Eden« erwuchs. Ich wollte es zunächst nicht glauben, aber die Gründer waren damals schon Vegetarier. Das Trachten nach bewusster, gesunder Ernährung ist also keineswegs eine Erfindung unserer Tage, wiewohl notwendiger denn je. Die Obstbauinitiative pachtete Land im umliegenden Brandenburgischen und bestellte es genossenschaftlich. Als Dung für ihre Obstbäume und -sträucher dienten den Anbauern die Pferdeäpfel, die damals noch zahlreich auf Berlins Straßen zu finden waren.
Was zunächst ein Nebenerwerb der Bauern war, geriet nun zum Erwerbsobstbau im Vollerwerb. Doch wer vom Obstanbau leben wollte, konnte sich nicht der Liebhaberei hingeben, sondern musste auf gute und vor allem sichere Erträge achten. Schließlich ging man Lieferkontrakte ein, die es einzuhalten galt.

Über kurz oder lang brachen die Erwerbsobstbauern mit den Pomologenvereinen, von denen sie sich bislang beraten ließen und die sich noch immer der Wahrung des Kulturgutes Apfel verpflichtet sahen. Stattdessen suchten die neuen Obstbauern ihr Heil bei staatlichen Beratungsgremien, deren Intentionen eher in Richtung Versorgungssicherheit der Bevölkerung tendierten. Man konzentrierte sich fortan auf den Anbau ertragreicher Sorten, womit die Monokulturen auf heimischen Obstplantagen ihren Anfang nahmen, inklusive der damit einhergehenden Probleme des Schädlingsbefalls und der daraus resultierenden Notwendigkeit des Giftspritzens.
Die Pomologenvereine, deren Dienste man nicht mehr bedurfte, verkümmerten in der Bedeutungslosigkeit. 1919 löste sich der *Deutsche-Pomologen-Verein* schließlich auf. Nach der Wiedervereinigung, 1991, wurde er erneut gegründet.

DER HANDEL SETZT AUF WENIGE SORTEN

Schon in den 1930er-Jahren setzte sich der Handel mit seinem Bedürfnis nach einem klaren, übersichtlichen Obstsortiment mehr und mehr durch. Handelsklassen wurden eingeführt, für die staatlich garantierte Preise gezahlt wurden. Und so nahm das Sortensterben seinen Lauf. Nach dem Krieg wurde der einstmaligen Vielfalt endgültig der Garaus gemacht. Mit der neu entstandenen Europäische Wirtschaftsgemeinschaft (EWG) gab es plötzlich einen europäischen Apfelmarkt. Quantität schlug Qualität.
Und um die noch verbliebenen Relikte endgültig zu beseitigen, half man mit monetären Anreizen nach. Wer seine arbeitsintensiven hochstämmigen Bäume abholzte und dafür niederstämmige Bäume pflanzte, wurde mit Prämien belohnt.
Für Eckart Brandt war das nicht nur ein Eingriff in die natürlichen Gegebenheiten, was fast immer nach hinten losgeht, es war auch eine Entstellung gewachsener Kulturlandschaften. Das Bild ganzer Regionen war von hochstämmigen, erhabenen Apfelbäumen mit großen Baumkronen geprägt. Aber die neuen, niederstämmigen Formen waren

leichter zu bewirtschaften. Man brauchte keine Leitern anzulegen, um sie abzuernten. Zudem trugen sie deutlich früher Früchte.
Hochstämmer brauchen fünf bis zehn Jahre, bis man ihre Äpfel ernten kann. Dafür leben sie länger als die niederstämmigen Varianten, im Schnitt 20 Jahre. Nur ist das in unserer Zeit ohnehin nicht erwünscht. Die geschmacklichen Moden ändern sich so schnell, dass sich kein Apfelbauer alte Sorten auf hohem Stamm leisten will. Bevor der Baum trägt, hat die Kundschaft andere Vorlieben entwickelt, und man bleibt auf der Ware sitzen.
Eckart Brandt beobachtet aktuell einen besonders bizarren Trend: »Die Leute wollen nur noch knackige Äpfel. Dabei sind nun mal nicht alle Äpfel knackig. Wenn ich auf dem Wochenmarkt einen eher mürben Apfel verkaufe, dann verziehen die Kunden das Gesicht, weil er angeblich mehlig schmeckt. Als wenn Knackigkeit ein Qualitätskriterium wäre. Aus den modernen Äpfeln sind doch fast alle interessanten Charakteristika herausgezüchtet. Die schmecken flach, haben kaum Aroma, geschweige denn wichtige Inhaltsstoffe, aber knacken tun sie.«

SORTENARMUT FÖRDERT ANFÄLLIGKEITEN

In den großen Supermarktketten gibt es nur noch ein recht überschaubares Apfelsortiment. Die gängigen Sorten sind: *Braeburn, Cox Orange, Elstar, Gala, Granny Smith, Jonagold* und *Golden Delicious* sowie immer häufiger *Pink Lady,* der früher einmal Pink Crisp hieß. In Biomärkten findet man ein etwas größeres Repertoire, zum Beispiel den *Topaz,* den *Roten Boskoop* oder den *Idared.* Die allermeisten der heute gängigen Apfelsorten gehen im Wesentlichen auf Kreuzungen einiger weniger Äpfel zurück.
Der *Golden Delicious* ist der Urvater der meisten modernen Apfelzüchtungen. In einige Neuzüchtungen wurde er nicht nur einmal, sondern gleich mehrere Male hineingekreuzt. Er ist überaus ertragreich, was vermutlich dafür sprach, seinen Anbau zu präferieren. Eckart Brandt beklagt jedoch die extreme Anfälligkeit dieses Apfels: »Als Ausgangsfrucht für die Generierung eines modernen, ökonomisch relevanten

Sortiments hat man sich ausgerechnet einen Apfel ausgesucht, der nun wirklich jeden Schädling anzieht. Wenn Sie dann auch noch bedenken, dass große Plantagen *Golden Delicious, Jonagold* oder *Cox Orange* und deren Züchtungen wie *Jonathan, Elstar* oder *Gala* in Monokultur anbauen, dann haben Sie wirklich ein Einfallstor für Schädlinge aller Art. Ich habe etwa 280 Apfelsorten in meinem Obstgarten stehen und dazwischen Birnen, Quitten und Kirschen. Das schmeckt den Fressfeinden natürlich nicht. Da haben die einfach nicht genügend Angriffsfläche, um sich auszubreiten. Und deshalb muss ich mein Obst auch nicht spritzen.«

Problematisch ist auch eine durch Verengung auf wenige Sorten und die Einkreuzung des immer gleichen Erbgutes verursachte genetische Armut. Im Fall eines – wodurch auch immer verursachten – Sortensterbens der aktuell vorherrschenden Apfelsorten könnte dereinst die Frage im Raum stehen, welche Äpfel die Menschen künftig noch anbauen, ernten und essen werden.

Schon allein unter solchen Gesichtspunkten ist die Aufrechterhaltung eines möglichst großen Spektrums an genetisch verschiedenen Sorten wichtig – Sorten, die sich an die klimatischen Bedingungen, aber auch an die Bodenbeschaffenheit ihrer Herkunftsgebiete angepasst haben und deshalb dort gut gedeihen, andernorts jedoch nicht.

Die klimatische Erwärmung nimmt ja bereits Einfluss auf Reife und Erntezeitpunkt des Obstes. Sollte sich die Erwärmung fortsetzen und beispielsweise das maritime Klima in Niedersachsen zunehmend kontinentaler ausfallen, werden auch dort bestimmte Sorten nicht mehr die bisherigen Erträge erbringen oder irgendwann vielleicht ganz eingehen. Wie die konventionellen Sorten den sich wandelnden klimatischen Bedingungen trotzen werden, bleibt zu beobachten. Um die Bevölkerung auch künftig mit Obst versorgen zu können, werden mittlerweile auch die Qualitäten alter Sorten wieder wertgeschätzt.

RÜCKBESINNUNG AUF DEN WERT ALTER SORTEN

Das Julius-Kühn-Institut (JKI), ein zum Bundesministerium für Ernährung und Landwirtschaft gehörendes Forschungsinstitut, betreibt unter anderem die Deutsche Genbank Obst. Am Standort Dresden-Pillnitz gedeihen mehr als 800 Apfelsorten, darunter auch Wildarten. Das Institut fördert nicht nur die Sortenvielfalt von Äpfeln, sondern auch anderer Obstarten, etwa von Pflaumen, Birnen oder Erdbeeren. Ziel ist sowohl die Sicherstellung eines Genpools, um die künftige Versorgung der Bevölkerung mit Obst sicherzustellen, als auch der Erhalt unserer Kulturlandschaften sowie die damit einhergehende Landschaftspflege.

2009 wurde das Apfelnetzwerk und damit das größte Netzwerk innerhalb der Genbank Obst gegründet mit dem Ziel, die Vielfalt der Apfelsorten an mindestens zwei Standorten zu erhalten. Bei der Gründungsversammlung des Netzwerkes unterstrich Georg Backhaus, der Präsident des JKI, die Bedeutung dieses Projektes: »Bei den Pflanzen, die für die Ernährung wichtig sind, werden inzwischen weltweit große Anstrengungen unternommen, die biologische Vielfalt zu erhalten. Alte Sorten und ihre wilden Vorfahren enthalten eine Vielzahl an Merkmalen, die – von Züchtungsforschern in neue Sorten eingekreuzt – zu Pflanzen führen, die die Herausforderungen der Zukunft meistern. Sie sind damit zum Beispiel für Klimaveränderungen gerüstet und können auf diese Weise den Obstbau in Deutschland nachhaltig sichern. Der Wert solcher im Erbgut schlummernden Ressourcen ist mit Geld kaum auszudrücken.«

Auch die Hochschule Weihenstephan-Triesdorf hat in den letzten Jahren mehrere Sortenerhaltungsgärten mit regionalem Schwerpunkt angelegt. Ein aktuelles Projekt ist der Aufbau eines Sortenerhaltungsgartens für alte schwäbische Apfel-, aber auch Birnensorten an der Versuchsstation der Hochschule in der Nähe von Lindau am Bodensee. Die Wissenschaftler um Professor Dominikus Kittemann beobachten die gesammelten Sorten über einen Zeitraum von zehn Jahren, um daraus Erkenntnisse für deren künftige Kultivierung sowie ihren Nutzen für potenzielle Kreuzungen ziehen zu können.

ALTE SORTEN SCHMECKEN HÄUFIG BESSER UND SIND GESÜNDER

Alte Sorten, wie Eckart Brandt sie anbaut und kultiviert, sind nicht nur deutlich robuster als die durch einen kleinen Genpool degenerierten modernen Sorten. Sie sind auch gesünder und vor allem schmackhafter. Ich habe Eckart Brandt gefragt, welche Äpfel er geschmacklich bevorzugt, worauf er keine rechte Antwort fand, weil jeder Apfel nun mal anders schmecke. Ihn interessieren vor allem jene Früchte, die einen eigenen Charakter aufweisen. Deshalb probiert er auch ständig Sorten, die er noch nicht kennt, um sie gegebenenfalls in seine Sortensammlung aufzunehmen.

Er verkehrte meine Frage kurzerhand ins Gegenteil und erklärte mir, welche Äpfel er auf keinen Fall essen würde, nämlich all jene charakter-

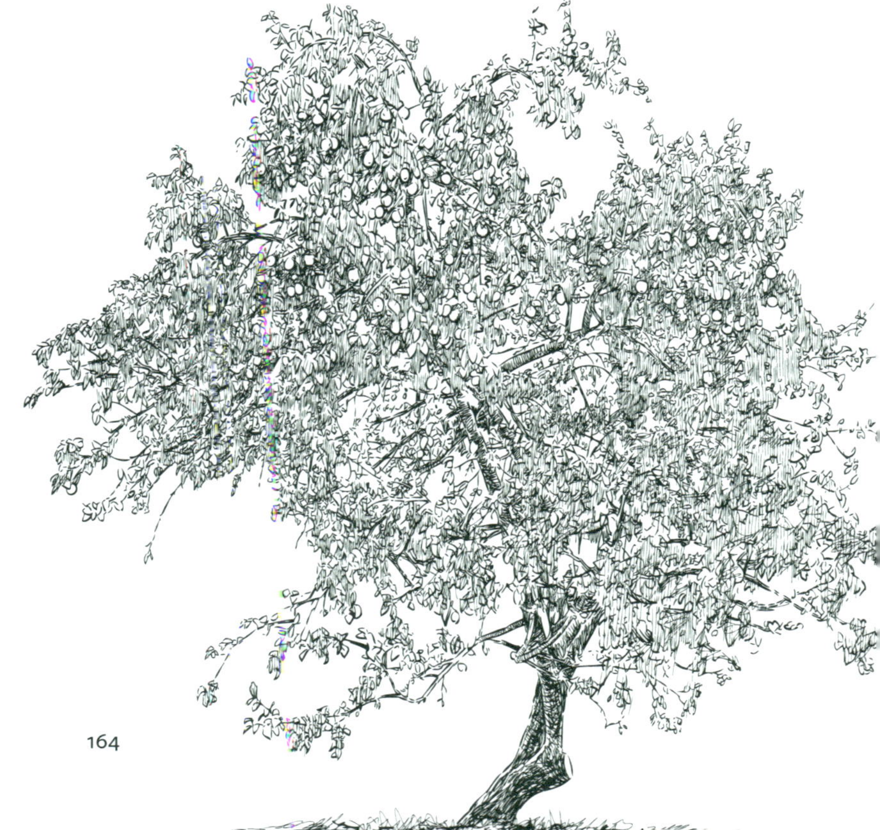

losen Früchte, die kein Aroma haben, keine sortentypische Säurestruktur aufweisen und eher flach und langweilig schmecken.

Selbst eine Traditionssorte wie der *Cox Orange,* der mittlerweile fast doppelt so groß ist wie seine Ursprungsform, schmeckt nicht mehr, obwohl dieser Apfel eigentlich ein vorzügliches Aroma mit einer ausgewogenen Säurestruktur vorweisen kann.

Für Eckart Brandt liegt der Fall klar auf der Hand: »Wenn Sie einen Apfel künstlich aufblasen, damit er mehr Gewicht auf die Waage bringt und der Obstbauer mehr Geld verdient – denn bezahlt wird an der Kasse ja nicht nach Qualität des Apfels, sondern nach Gramm und Kilogramm –, dann müssen Sie Abstriche beim Geschmack machen. Denn das Aroma reicht eben nur für einen Apfel von meinetwegen 120 Gramm, nicht jedoch für so einen Monsterapfel von 200 Gramm. Die Leute sollen sich mal anschauen, was das für Riesendinger sind, die da in der Auslage liegen. So was hat es doch früher nicht gegeben.«

Aber es gibt noch Menschen, die sich der alten Sorten und deren typischen Aromen entsinnen. Und so passiert es Eckart Brandt immer wieder, dass ihn Kunden auf seine *Cox Orange*-Äpfel ansprechen, wenn er seine Ware auf Hamburger oder anderweitigen Wochenmärkten feilbietet. Er freut sich natürlich, wenn die Leute sagen: »Sie haben ja noch die alten Cox Orange, die nach Cox Orange schmecken.« Und das bestätigt ihn in seinem Tun und seinem Bemühen, alte Sorten zu erhalten und für die Menschen zugänglich zu machen, sowohl als Bäumchen für den eigenen Garten als auch zum Kauf als Tafelobst.

Praxistipp: In den sauren Apfel beißen?

Viele alte Sorten sind allerdings nicht als Tafeläpfel geeignet, sondern werden als Wirtschaftsäpfel, vor allem als Mostäpfel genutzt. Sie sind nämlich häufig sehr sauer und bitter und folglich als Tafelobst kaum genießbar.

Die Polyphenolgehalte solcher Äpfel liegen häufig deutlich höher, weshalb vor allem naturtrüber Apfelmost reich an antioxidativ wirksamen Polyphenolen ist.

WAS MACHT DEN GESCHMACK EINES APFELS AUS?

Der Geschmack eines Apfels wird im Wesentlichen durch die Attribute süß, sauer, bitter und adstringierend bestimmt, wobei das Verhältnis zwischen Zucker und Säuren den maßgeblichen Einfluss auf den Geschmack hat.

Da alles, was bitter, adstringierend und sauer schmeckt, offenkundig nicht dem Geschmack der breiten Käuferschaft entspricht, wurden Inhaltsstoffe, die für diese eher unerwünschten Geschmacksrichtungen verantwortlich sind, sukzessive aus den Äpfeln herausgezüchtet. Und das sind im Wesentlichen Polyphenole. Sie enthalten sowohl bittere als auch adstringierende Komponenten.

Der *Golden Delicious,* der Modeapfel schlechthin, der, wie Sie mittlerweile wissen, vielen modernen Züchtungen zugrunde liegt, verfügt über einen mäßig hohen Zuckergehalt. Sein Gehalt an Äpfelsäure, die übrigens wie Vitamin C antioxidativ wirksam ist, fällt hingegen gering aus. Auch die Polyphenole sind recht schwach vertreten, vor allem, wenn man sie mit den Werten alter Sorten vergleicht.

(Im Kapitel »Allergien« finden Sie eine Übersicht zu den Inhaltsstoffen des *Golden Delicious* im Vergleich zu alten Sorten.)

Hinzu kommt, dass ein hoher Zuckergehalt andere Geschmacksnuancen und ohnehin schwach ausgeprägte Säuren maskiert. Der *Boskoop* beispielsweise, der ebenfalls viel und sogar deutlich mehr Zucker als der *Golden Delicious* enthält, allerdings auch gut fünfmal so viel Äpfelsäure und siebenmal so viele Polyphenole, schmeckt eben nicht süß, sondern eher säuerlich, bitter und betont adstringierend.

So haben Neuzüchtungen auf der Basis weniger, relativ geschmacksarmer Sorten nicht nur dazu geführt, dass die Geschmacksvielfalt zugunsten tendenziell süßer Äpfel reduziert wurde. Das sukzessive Herauszüchten von Polyphenolen hat auch dazu geführt, dass die Neuzüchtungen der Gesundheit weniger zuträglich sind als die alten Sorten, die enthalten, was die Natur nun einmal vorgesehen hat. Aber dieser Entwicklung fallen nicht nur Äpfel zum Opfer.

Auch Beeren schmecken schon lange nicht mehr wie die aus Omas

Garten. Himbeeren, Erdbeeren und Heidelbeeren haben mittlerweile Formen und Größen angenommen, die nichts mehr mit den ursprünglichen Früchten zu tun haben. Da sie mittlerweile ganzjährig erhältlich sind und geschmacklich nur noch entfernt an ihre Vorfahren erinnern, vermute ich mal, dass es um ihre Inhaltsstoffe ebenso schlecht bestellt ist wie um die der modernen Äpfel.

Und weil dieses Buch keine Beeren-Apotheke, sondern eine Apfel-Apotheke ist, wenden wir uns wieder dem König der Früchte zu – dem Apfel und der Frage, woran man einen guten Apfel erkennt.

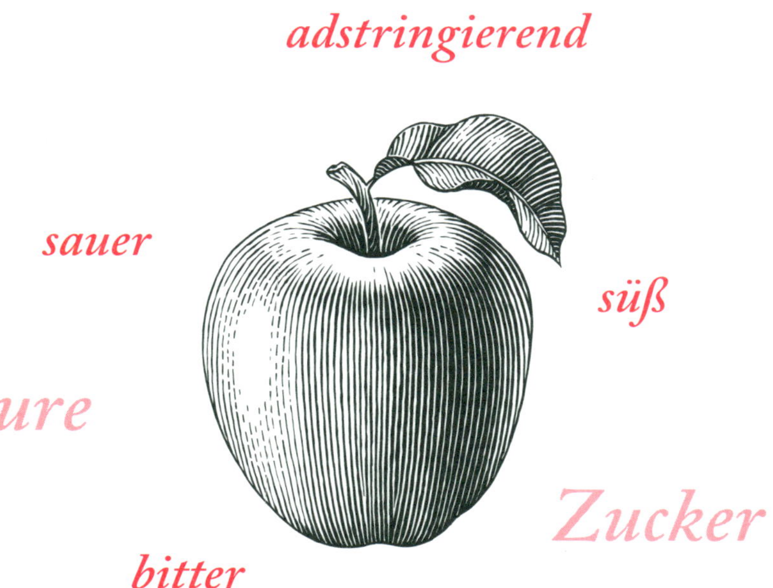

WORAN ERKENNT MAN EINEN GUTEN APFEL?

VIELLEICHT AN DER BRAUNFÄRBUNG?

Ein Anzeichen für einen hohen Polyphenolgehalt ist beispielsweise die Braunfärbung, nachdem Sie in den Apfel gebissen oder ihn angeschnitten haben. Unter Einwirkung des Luftsauerstoffs lässt das Enzym Polyphenoloxydase Polyphenole oxidieren, was mit einer Braunfärbung einhergeht.

Machen Sie einmal den Test und legen Sie einen angebissenen Apfel zur Seite. Manche Äpfel werden recht schnell braun, andere hingegen kaum. Es gibt eine Reihe von Faktoren, die die Verfärbung abschwächen oder verzögern.

So vermag eine hohe Vitamin-C-Konzentration im Apfel die Braunfärbung aufgrund des antioxidativen Effekts der Ascorbinsäure zu verringern. Gleiches gilt für Apfelsäure, die übrigens tatsächlich so heißt, umgangssprachlich auch schon mal als »Apfelsäure« bezeichnet wird.

Sowohl Apfelsäure als auch Ascorbinsäure werden in der Lebensmittelindustrie als Säuerungsmittel und als antioxidativ wirksame Substanzen gegen die Verfärbung etwa von Kartoffelchips, aber auch Obstsäften eingesetzt.

Wenn Sie auf einer Packung die Lebensmittelzusatznummer E296 lesen, dann wissen Sie, dass es sich um Apfelsäure handelt.

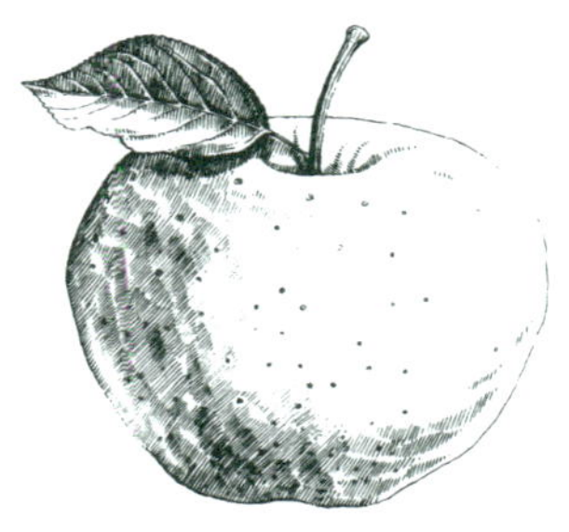

WARUM WIRD DER KLARAPFEL KAUM BRAUN?

Der *Klarapfel* beispielsweise wird kaum braun, nachdem man ihn angebissen oder angeschnitten hat. Er weist in puncto Vitamin C mit rund 15 mg/100 g einen relativ guten Wert auf. Sein Vitamin-C-Gehalt kann zudem nicht durch lange Lagerung gemindert werden (was bei Lageräpfeln zwangsläufig passiert), weil er nur sehr kurze Zeit nach der Ernte haltbar ist und eigentlich sofort gegessen werden sollte. Gleichzeitig weist er aber auch einen relativ hohen Polyphenolgehalt auf, weshalb er unter anderem zum Verzehr für Apfelallergiker empfohlen wird. Ursächlich für die geringe Braunfärbung ist möglicherweise neben dem Vitamin C eine geringere Konzentration des oxidationsfördernden Enzyms Polyphenoloxydase.

Und weil ich das jetzt mal ganz genau wissen wollte, habe ich einen *Klarapfel* angeschnitten und ein kleines Experiment durchgeführt.

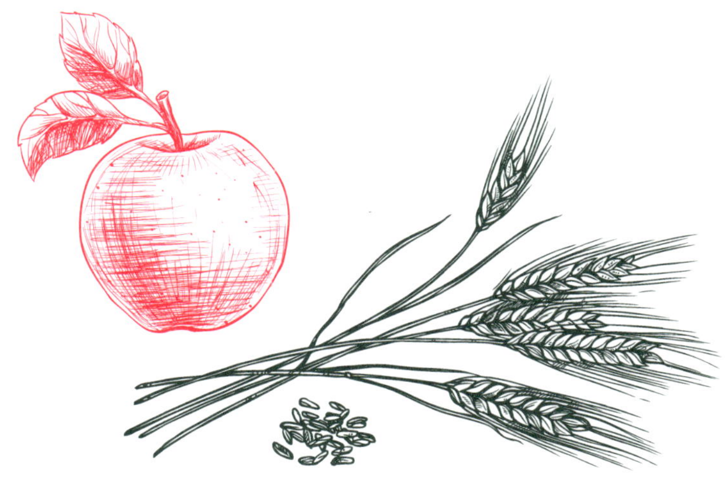

Mein Klarapfel-Experiment

Dazu habe ich den *Klarapfel* in Spalten geschnitten und die eine Hälfte der Spalten mit reichlich Zitronensaft beträufelt, die andere Hälfte nicht.

Dann saß ich da und wartete, was passiert …

Nach 10 Minuten begannen sich die nicht behandelten Apfelspalten gaaanz leicht zu verfärben. Bei den mit Zitronensaft behandelten tat sich noch gar nichts.

Nachdem 45 Minuten verstrichen waren, konnte ich keine weitere Verfärbung der unbehandelten Klarapfelstückchen feststellen. Das Ergebnis habe ich per Foto dokumentiert. Die in Zitrone getränkten Stücke blieben so weiß wie beim Anschnitt des Apfels. Die unbehandelten wiesen eine zwar optisch wahrnehmbare, aber im Verhältnis zu anderen Apfelsorten vernachlässigbare Braunfärbung auf.

Probieren Sie das ruhig selbst mal aus. Verwandeln Sie Ihre Küche in ein kleines Chemielabor. Für den Test eignet sich jede Apfelsorte. Die Saison der *Klaräpfel* ist ohnehin von kurzer Dauer. Besonders interessant wird es, wenn Sie beispielsweise einen *Boskoop* im Vergleich zu einem *Golden Delicious* oder einem *Gala* testen.

Die Testäpfel können Sie nach Ihrem Experiment getrost essen. Ich habe meine Apfelspalten in ein »Habermus nach Hildegard von Bingen« (das Rezept dazu finden Sie im Buch) geschnitten.

Vorsicht: Säure kann die Zähne angreifen

Bei den in Zitrone getränkten Apfelspalten wäre ich vorsichtig und würde nicht herzhaft hineinbeißen. Die Säure greift nämlich den Zahnschmelz an. Das ist auch ein Grund, warum man nicht zu oft gesäuerte und obendrein süße Obstsäfte und Limonaden trinken sollte.

Wer es allerdings gern sauer mag und wem die Apfelspalten in Zitrone sogar besser schmecken, der kann seine Zähne schützen, indem er auf Natron zurückgreift.

Natron zum Schutz der Zähne

1. 1 Glas mit ca. 200 ml lauwarmem Wasser befüllen.
2. 1 TL Natronpulver zugeben und gut verrühren.
3. Mit der Lauge den Mund ausspülen und anschließend ausspucken.

Nach dem Spülen werden Sie einen tendenziell süßlichen Geschmack im Mund haben. Das rührt daher, dass Natron Säuren neutralisiert. Jedenfalls ist die aggressive Gefahr für Ihre Zähne damit abgewendet. Diese Spülung können Sie übrigens auch nach dem Verzehr von Smoothies oder frisch gepresstem Orangensaft und natürlich nach dem Genuss von Apfelsaft durchführen.

Sollten Sie kein Natron im Haus haben, tut es auch ein zuckerfreier Kaugummi, den Sie gute 15 Minuten kauen sollten. Allerdings setzt die neutralisierende Wirkung etwas verzögert ein, weil der Speichel im Zuge des Kauens erst nach und nach freigesetzt wird, um die Säuren unschädlich zu machen.

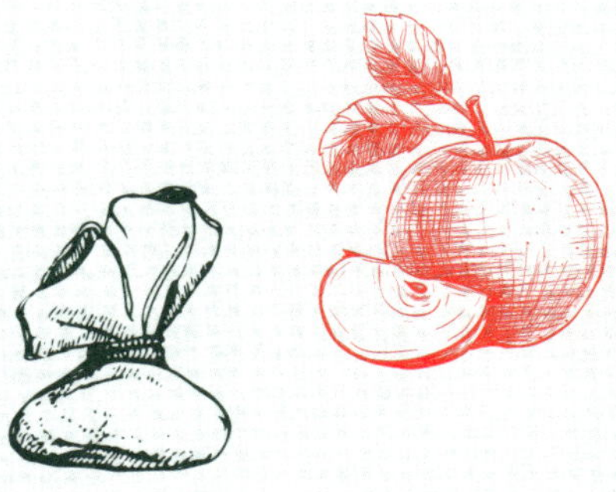

Kläräpfel sind keine Lageräpfel

Wie alles hat auch die frühe Reife des *Klarapfels* eine Kehrseite: Seine Haltbarkeit ist wie gesagt nur von sehr kurzer Dauer. Recht viel länger als eine Woche nach der Ernte sollte man ihn nicht aufbewahren, denn er beginnt bald zu faulen, und zwar nicht nur äußerlich erkennbar, sondern auch von innen, was natürlich ärgerlich ist, wenn man hineinbeißt.

Mariele Simon, die apfelkundige Landfrau vom Chiemsee, wusste und weiß *Kläräpfel* so zu verarbeiten, dass sie noch länger etwas von den schmackhaften Früchten hat.

Weil die Äpfel sich kaum verfärben, kamen sie vor allem bei ihren Kindern und Enkelkindern gut an, die sonst alles, was bräunlich aussah, rundweg abgelehnt haben. Diese Abneigung scheint sich nicht nur auf die Sprösslinge der Familie Simon zu beschränken. Auch die Kundinnen ihres Hofladens und befreundete Frauen wussten ein Lied davon zu singen, weshalb sie mit Freuden Marieles Mus- und Kompottrezepte aus *Kläräpfeln* ausprobierten, und siehe da: Auch Kinder anderer Mütter mögen die pürierten Frühäpfel.

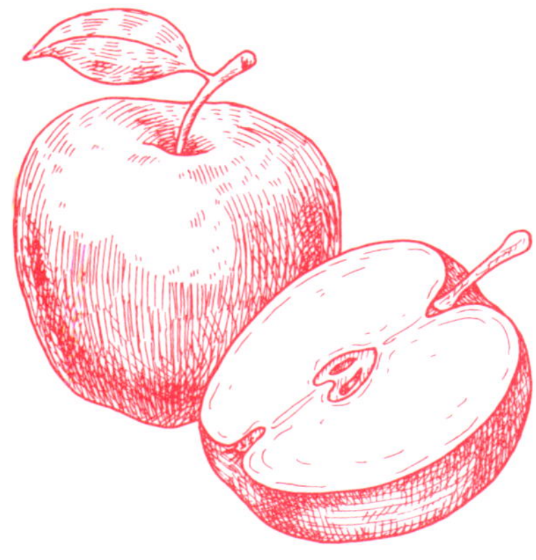

Mus aus Kläräpfeln

Zutaten:

3 kg Kläräpfel
350 ml Wasser

Zubereitung:

1. Die Äpfel von Blüte, Stiel und Kerngehäuse sowie ggf. vorhandenen braunen Stellen befreien und klein schneiden.
2. Die Apfelstücke in einen ausreichend großen Topf geben und mit Wasser auffüllen. Kurz aufkochen lassen, dann die Temperatur zurückdrehen und für 30 Minuten auf kleinem Feuer köcheln lassen, bis die Äpfel zerfallen
3. Anschließend die Äpfel mit dem Zauberstab pürieren. Wer lieber Kompott als Mus mag, verzichtet aufs Pürieren.
4. Wer es gern süß oder mit Zimt mag, kann vor dem Servieren Zucker und Zimt über das Mus streuen. Allerdings könnte Zimt das typische Klarapfelaroma überdecken. Außerdem wäre dann die helle Farbe dahin und damit das Besondere an diesem Apfelmus.

TIPP

Wer kleinere Mengen Apfelmus aufbewahren möchte und ausreichend Platz im Gefrierschrank hat, kann es einfach einfrieren. Will man einen größeren Vorrat anlegen, kann man das Mus auch einkochen.

Einkochen:

1. Zunächst Schraubdeckel-Gläser mit kochendem Wasser ausspülen.
2. Die frisch sterilisierten Gläser so befüllen, dass etwa 1 cm unter dem Rand frei bleibt.

3. Den Deckel (man sollte immer frische, keine gebrauchten Deckel verwenden) aufschrauben und fest verschließen.
4. Das Mus entweder in einem großen Topf einkochen oder im Küchenherd konservieren. Je nach Typ und Fabrikat des Küchenherdes werden dafür unterschiedliche Temperaturen und Zeiten notwendig sein. In der Gebrauchsanweisung Ihres Herdes finden Sie die korrekten Angaben zum Einkochen, die Sie exakt befolgen sollten, wenn Sie sichergehen wollen, dass Ihnen die Gläser nicht aufgehen und der Inhalt verdirbt.

Tipp von Mariele Simon

»Beim Einkochen im Backofen sollten Sie immer darauf achten, dass der Inhalt der Gläser nicht zu heiß wird.
Schauen Sie durch die Glasfront des Herdes oder direkt in den Herd.
Das Apfelmus sollte nur leicht perlen. Wenn es richtig zu blubbern beginnt, könnte es sein, dass die Hitze das Glas zerreißt. Sobald es zu brodeln beginnt, muss die Temperatur runtergeschaltet werden.
Wenn die Einkochfunktion Ihres Herdes beispielsweise für Umluft und 150 Grad Celsius festgelegt ist, reduzieren Sie die Wärme auf 100 Grad und lassen die Gläser noch für 30 Minuten ziehen.
Zum Aufbewahren können Sie die Gläser, nachdem sie abgekühlt sind, in Pappkartons stellen und an einem trockenen Ort, der nicht viel wärmer als 20 Grad sein sollte, lagern.
Wichtig wäre noch, dass die Gläser dunkel gelagert werden. Sie sollten die Kartons also nach Möglichkeit verschließen. Bei sachgerechtem Vorgehen ist das eingekochte Mus mindestens ein Jahr haltbar.«

WIE SIEHT EIN GUTER APFEL AUS?

Abschließend noch ein paar Worte zum äußeren Erscheinungsbild eines guten Apfels: Äpfel sind lebendige Organismen. Sie dürfen kleine Macken und sogar Wurmschäden haben. Wer im Obstregal Äpfel sieht, die einer dem anderen gleichen, die keine Unregelmäßigkeiten und exakt die gleiche Färbung der Schale aufweisen, hat es mit Konfektionsware zu tun, die vermutlich auch so schmeckt, wie sie aussieht: langweilig.

Der Dokumentarfilmer Tim Böhmer, der für den NDR einen Film mit dem Titel »Unser Apfel: Masse statt Klasse?« produziert hat (Link siehe Anhang »Weitere Webadressen«), hat im Film einen Test vorgenommen. Er konfrontierte Kunden eines Hamburger Wochenmarktes mit zwei alten Sorten sowie zwei handelsüblichen Supermarktsorten. Die Kunden sollten die Äpfel zunächst nach ihrem Erscheinungsbild beurteilen. Dabei fielen die alten Sorten, die nun mal nicht so schön aussahen und die ein oder andere optische Macke aufwiesen, fast bei allen Kunden durch. Die neuen Sorten, makellos und gleichmäßig gefärbt, punkteten hingegen. In der zweiten Testrunde sollte der Geschmack der Äpfel beurteilt werden. Da es sich um eine Blindverkostung handelte, konnten die Kunden nicht mehr durch den schönen Schein der Supermarktäpfel getäuscht werden. Und wie kaum anders zu erwarten: Die alten Sorten schnitten nun in der Gunst der Kunden eindeutig besser ab.

Es ist eben nicht alles Gold, was da glänzt. Und Äpfel, die hübsch anzusehen sind, sind noch lange keine guten Äpfel. Übrigens wusste zumindest eine der Kundinnen schon vor dem Test, dass es eher die hässlichen Äpfel sind, die besonders gut und gesund zu sein pflegen.

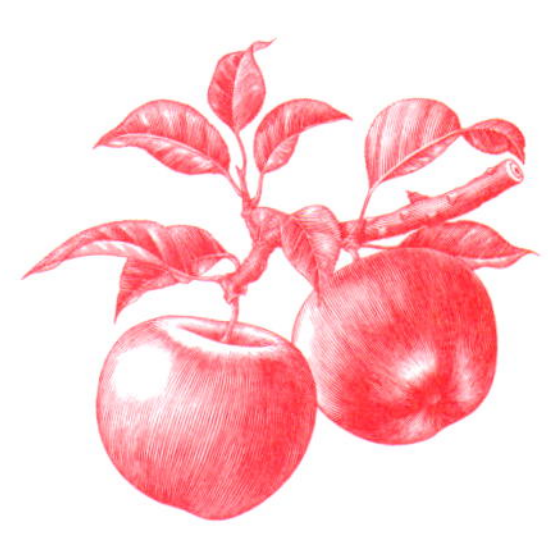

WO KANN MAN ALTE SORTEN KAUFEN?

Alte Sorten findet man bevorzugt auf Wochenmärkten, wo die Betreiber alter Streuobstwiesen und Obstgärten ihre Ernte vermarkten. Gleiches gilt für Hofläden. Auch manch traditioneller Bioladen führt ein größeres Apfelsortiment.

Da solche Geschäfte häufig regional ausgerichtet sind, beziehen sie ihr Tafelobst von Bauern aus der Umgebung, was auch unter Umweltgesichtspunkten ein klarer Pluspunkt ist.

Dass die großen Biomarktketten mittlerweile Äpfel, aber auch Birnen aus Argentinien oder Neuseeland im Sortiment führen, hält mich persönlich zunehmend davon ab, mein Tafelobst dort zu kaufen. Wer alte Sorten ausprobieren möchte und keinen Markt in seiner Nähe hat, der diese anbietet, kann sie auch direkt von den Erzeugern beziehen.

Eckart Brandt, der selbst einen großen Obstgarten pflegt und ein über die Jahre gewachsenes und ausnehmend großes Sortenspektrum erntet, war so freundlich, andere Apfelbauern und Bewirtschafter von Streuobstwiesen mit alten Apfelsorten zu kontaktieren, die ihre Äpfel auf Märkten oder direkt vom Hof verkaufen und zum Teil auch verschicken. Die Liste, die Sie im Anhang dieses Buches finden, ist eine Auswahl, die Eckart Brandt getroffen hat, weil er die Arbeitsweise der genannten Apfelbauern schätzt und sichergestellt hat, dass diese aktuell im Sommer 2020 Äpfel anbauen und diese auch vermarkten.

Darüber hinaus war es ihm wichtig, den Lesern dieses Buches ein paar wertvolle Hinweise mit an die Hand zu geben, wie es künftig gelingen kann, das Angebot an alten Apfelsorten zu verbessern. Schließlich ist der Kunde noch immer König, und auf diese Macht möchte Eckart Brandt die Verbraucher hinweisen

Tipp von Eckart Brandt

»Wo bekommt man Früchte und Jungbäume? Bezugsquellen für alte Apfelsorten und Äpfel alter Sorten sind schwer zu finden. Discounter, Supermärkte und der Lebensmitteleinzelhandel führen sie in der Regel nicht, weil es keine Erzeuger gibt, die sie regelmäßig beliefern könnten. Das ist kein Zufall, das war vom Handel so gewollt. Die alten Sorten sollten vom Markt verschwinden, weil das Hantieren mit zu viel Vielfalt zu viel Arbeit machte.

Auf Wochenmärkten findet man am ehesten noch mehr oder minder kurzfristig in der herbstlichen Erntesaison alte Apfelsorten, direkt von Erzeugern angeboten. Sie sind manchmal auch bereit dazu, diese weiterhin im Angebot zu halten, wenn Verbraucher sie nachfragen. Hier hat der Apfelliebhaber doch eine gewisse Macht, das Angebot mitzubestimmen.

Naturschutzverbände wie NABU und BUND haben in den letzten Jahrzehnten viele Streuobstwiesen mit alten Sorten angelegt. Meist wird das dort geerntete Obst zu Apfelsaft verarbeitet. Durch Kontakt zu den Betreibern und Teilnahme an ihren Aktivitäten ist es gelegentlich möglich, an alte Sorten als Tafelobst heranzukommen.

Über Deutschland verteilt gibt es nur wenige Adressen, bei denen man über längere Zeiträume alte Apfelsorten erwerben kann.«

Eckart Brandts Empfehlungen von Bezugsadressen finden Sie im Anhang dieses Buches.

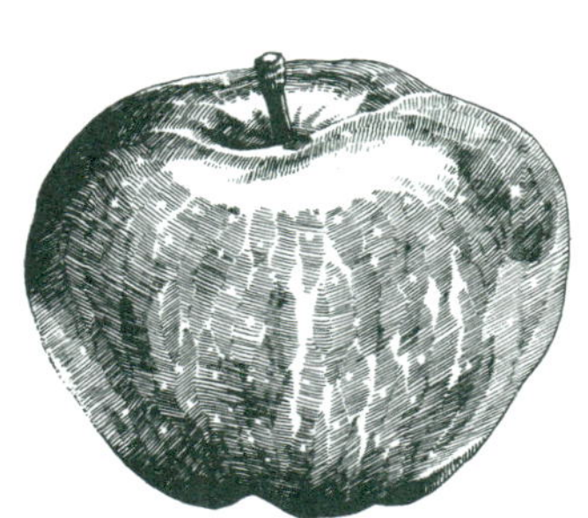

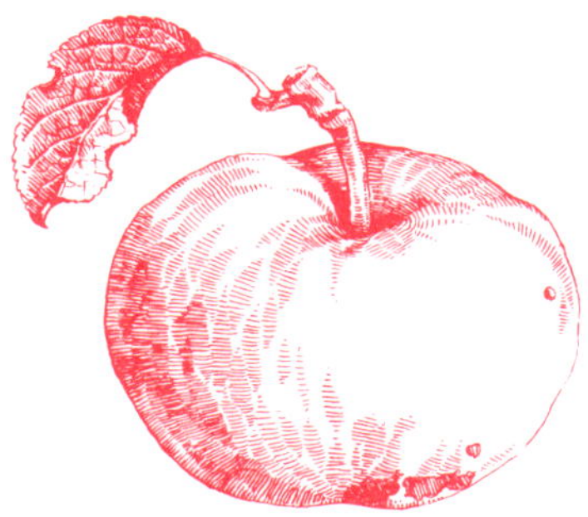

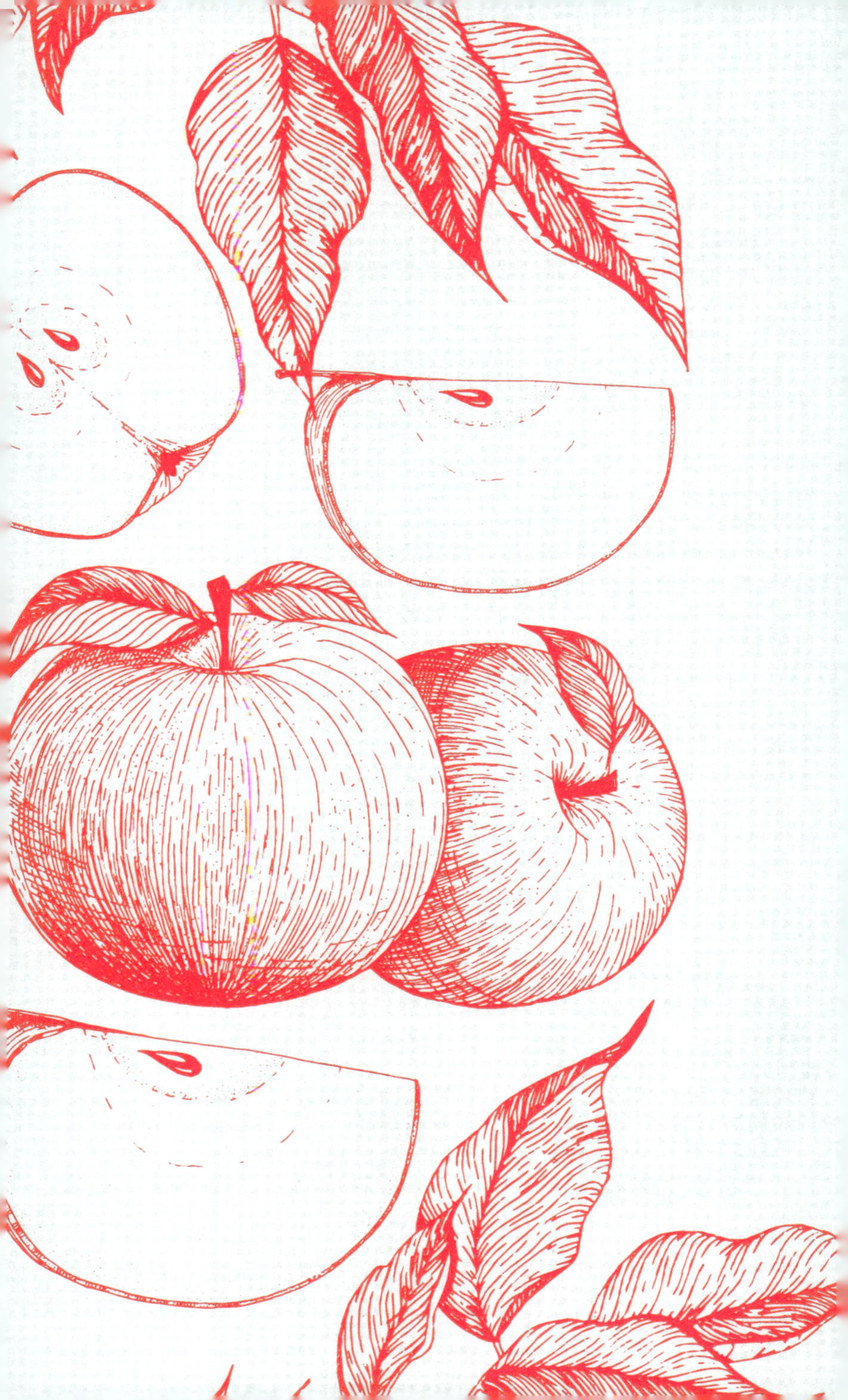

ERNTE UND LAGERUNG

Reif gepflückt ist halb gewonnen

Die Lagerung beeinflusst nicht nur den Geschmack, sondern auch die Inhaltsstoffe eines Apfels, denn Äpfel reifen nach ihrer Ernte nach und verändern sich. Manche sind erst Monate, nachdem sie gepflückt wurden, genießbar.

ÜBER DIE RICHTIGEN ZEITEN UND ORTE

In Sachen Ernte können Sie natürlich nur dann regulierend eingreifen, wenn Sie selbst Apfelbäume besitzen. Sollte dem so sein, wissen Sie sicherlich, dass Äpfel nur reif gepflückt werden sollten. Das gilt im Übrigen allgemein für die meisten Obst-, aber auch Gemüsesorten, weil sie nur dann ihre wertvollen Inhaltsstoffe vollends ausbilden können. Der Vitamin-C-Gehalt unreif geernteter Äpfel ist beispielsweise deutlich geringer als der von reif gepflückten Früchten.

Allerdings scheinen einige erwerbsmäßige und in großem Stil Äpfel anbauende Erzeuger darauf keinen Wert zu legen. Ihnen scheint eine möglichst lange Lagerungsfähigkeit der Früchte wichtiger zu sein als gesundes, nährstoffreiches Obst, damit sie sie auch im Frühsommer noch an die Supermarktketten ausliefern können. Selbst jetzt – wir sind im Hochsommer, Ende Juli des Jahres 2020 – kann man in jedem Supermarkt Äpfel vom Vorjahr kaufen. Die meisten stammen allerdings nicht von heimischen Plantagen, sondern kommen von weit her: aus Chile, Südafrika oder Neuseeland. Aber auch deutsche Ware findet man hier und da.

Ich habe Eckart Brandt gefragt, bis wann er seine Ernte ausliefert. Er sagte, dass die letzten Äpfel, die Winteräpfel, schon mal bis Anfang Mai lagern können. Das sei dann aber auch das höchste der Gefühle. In der Regel seien seine Lager um Ostern herum leer.

WIE LANGE SIND ÄPFEL LAGERFÄHIG?

Da Äpfel zu unterschiedlichen Zeiten reif sind und manche lange nachlagern müssen, bis sie genießbar sind, sind sie auch unterschiedlich lange lagerfähig. Daher unterscheidet man Äpfel nach ihrem Reifezeitpunkt und der damit einhergehenden Lagerfähigkeit nach Sommer-, Frühherbst-, Herbst- und Winteräpfel.

Praxistipp: Auswahl alter Sorten: Ernte, Genussreife und Lagerzeiten

Sommer
Erntezeit: Juni–August
Genussreife: sofort
Lagerfähig: etwa 1 Woche
Sorten: *Weißer Klarapfel*

Frühherbst
Erntezeit: September
Genussreife: sofort
Lagerfähig: bis ca. Ende Oktober
Sorten: *Alkmene, Gerlinde, Gravensteiner*

Herbst
Erntezeit: Ende September bis Mitte Oktober
Genussreife: sofort
Lagerfähig: bis ca. Ende Dezember
Sorten: *Jakob Lebel, Cox Orange, Goldparmäne, Prinz Albrecht von Preußen*

Winter
Erntezeit: Oktober
Genussreife: Dezember
Lagerfähig: bis Februar
Sorten: *Roter Boskoop, Ananasrenette, Ontario, Berlepsch*

Späte Winteräpfel, die länger lagerbar sind
Erntezeit: Oktober
Genussreife: frühestens Anfang Januar
Lagerfähig: bis April/Mai
Sorten: *Glockenapfel, Boikenapfel, Champagnerrenette, Roter Eiserapfel*

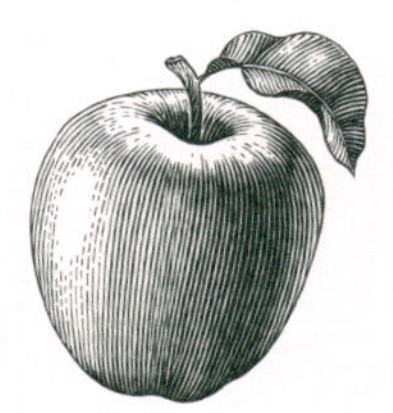

Winteräpfel sind gute Lageräpfel

Äpfel reifen nach der Ernte nach, manche mehr, andere weniger. Deshalb unterscheidet man zwischen der Pflückreife, die in der Regel in die Erntezeit fällt, und der Genussreife, dem Zeitpunkt, zu dem die Frucht nach Lagerung die optimale geschmackliche Qualität erreicht hat.

Winteräpfel müssen nach der Ernte gelagert werden, bevor sie genießbar sind. Sie enthalten in der Regel viel Säure und Gerbstoffe, die sie extrem sauer und bitter und fast ungenießbar machen. Man könnte auch sagen, sie sind noch nicht reif. In jedem Fall schmecken sie noch nicht so, dass man sie essen wollte. Im Zuge der Nachreifung im Lager werden Säuren abgebaut, Stärke wird in Zucker umgewandelt, und Aromastoffe bilden sich aus.

Ursächlich dafür ist das gasförmige Reifehormon Ethylen, das mittlerweile allerdings Ethen heißt, das von den Äpfeln abgesondert wird. Daher spricht man bei Äpfeln auch von klimakterischen Früchten, zu denen übrigens auch Bananen, Birnen, Pflaumen oder Avocados zählen, um nur einige zu nennen.

Aus diesem Grund sind Winteräpfel erst deutlich später, nämlich im Winter, genussreif. Dafür kann man sie aber auch länger lagern und hat entsprechend länger einen Apfelvorrat.

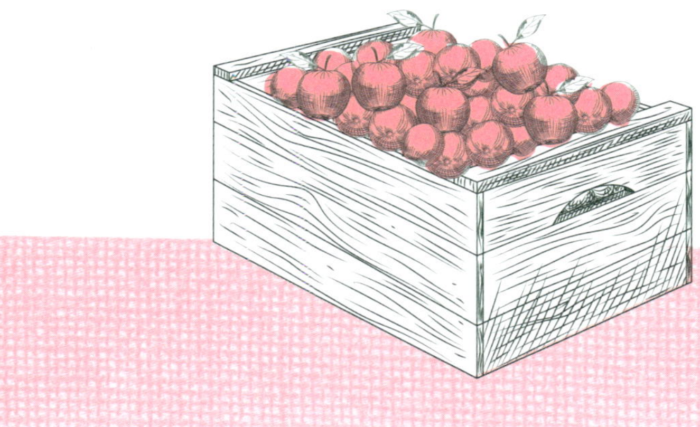

DIE ZEITEN ÄNDERN SICH

Man muss allerdings grundsätzlich anmerken, dass sich sowohl die Blüte- als auch die Ernte- und Lagerzeiten von Äpfeln, aber auch anderer Früchte aufgrund des Klimawandels in den letzten Jahrzehnten verschoben haben und vermutlich auch weiter verschieben werden. Die letzten offiziellen Messungen, die von 2010 datieren, konnten eine vorverlagerte Reife und Ernte um drei Wochen, bezogen auf die letzten 30 Jahre, feststellen.

Nun, da wir das Jahr 2020 schreiben und die Temperaturen noch einmal deutlich anzusteigen scheinen, können wir vermutlich von vier Wochen ausgehen. Die Erwärmung hat auch zur Folge, dass bestimmte Apfelsorten aus den Sortimenten genommen werden müssen, weil es ihnen in den angestammten Regionen einfach zu warm wird und sie noch am Baum hängend verderben.

Andere Sorten wiederum, wie etwa die *Goldparmäne,* können mittlerweile in deutlich nördlicheren Gefilden angebaut werden, wo sie noch vor zehn Jahren keine köstlichen, sondern eher säuerliche Früchte hervorgebracht hätten.

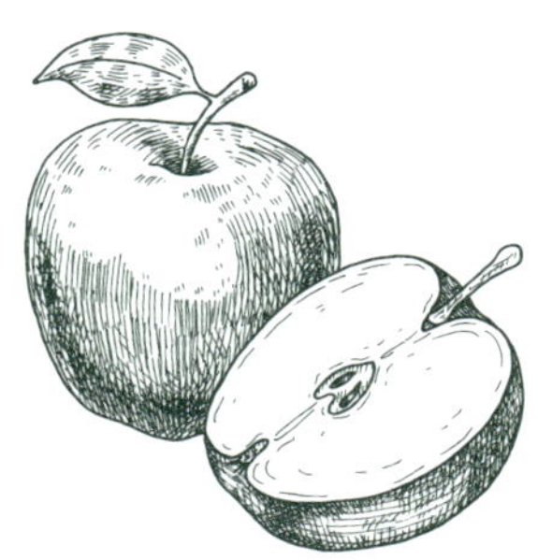

DER APFELVORRAT ZU HAUSE

Wer seine Äpfel konventionell aus dem Supermarkt oder dem Biomarkt bezieht, wird in der Regel nur Mengen kaufen, die für den baldigen Verzehr bestimmt sind. Bei ein bis zwei Kilogramm Äpfeln spielt die Lagerung eine untergeordnete Rolle. Allerdings sollten auch so geringe Mengen nicht in der Obstschale im überheizten Wohnzimmer aufbewahrt werden, sondern besser in der Küche oder Speisekammer, wenn man denn eine hat. Äpfel mögen es nämlich kühl und tendenziell feucht.

TIPPS FÜR DIE LAGERUNG

Da die wenigsten Menschen in alten Häusern leben, die über sogenannte Erdkeller verfügen, die früher vor allem zur Lagerung von Kartoffeln genutzt wurden, muss man sich den modernen häuslichen Gegebenheiten anpassen. Wer größere Mengen aus eigener Ernte oder von einem Obstbauern bezogene Ware einlagern möchte, hat mehrere Möglichkeiten:

- Eckart Brandt, der häufig nach der idealen Lagerung der von ihm bezogenen Äpfel gefragt wird, empfiehlt kühle Abstellräume, deren Fenster möglichst nach Norden ausgerichtet sein sollten.
- Auch frostisolierte Schuppen und Gartenhäuser eignen sich zur Lagerung vor allem der spät geernteten Winteräpfel.
- Im Idealfall sollte man die Äpfel in hölzernen Stiegen aufbewahren, und zwar möglichst so, dass sie sich nicht berühren. Der Apfelstiel sollte nach unten zeigen.
- Wer über keine Holzstiegen verfügt, kann extra für die Lagerung konzipierte Obsthorden direkt vom BUND Lemgo beziehen (Adresse siehe Anhang).
- Eine weitere Alternative, die Eckart Brandt empfiehlt, sind Styroporkisten, wie man sie im Baumarkt erwerben kann. Diese Kisten können, nachdem die Äpfel wie oben beschrieben eingeschichtet wurden, platzsparend auf dem Balkon oder der Terrasse gestapelt werden. Bei frostigen Temperaturen können sie zusätzlich mit Decken umwickelt werden.

- Auch die Lagerung in eigens dafür konzipierten Plastiktüten ist eine Möglichkeit. Der Obstbaubedarf bietet mit Luftlöchern ausgestattete Tüten an, die bis zu 20 Kilogramm fassen. Die befüllten Tüten kann man in herkömmliche Obsterntekisten aus Holz packen und sie ebenfalls im Schuppen, auf dem Balkon, in einem kühlen Abstellraum oder im Keller, sofern der nicht zu warm ist, aufbewahren. Recht viel mehr als 5 Grad sollte die Temperatur nicht betragen.

Praxistipp: Äpfel separat lagern

Da Äpfel das Reifehormon Ethylen (Ethen) produzieren und an ihre Umgebung abgeben, sollten sie nicht zusammen mit anderen Obstsorten oder Gemüsen gelagert werden. Vor allem Kartoffeln sollte man separat aufbewahren.

Das Gleiche gilt für den Apfelkorb in der heimischen Küche: Äpfel gehören in einen eigenen Korb, der in einem gewissen Abstand zur allgemeinen Obstschale stehen sollte.

Wollen Sie hingegen Früchte, die noch nicht ganz reif sind, was häufig auf Avocados zutrifft, schnell verzehrfähig machen, sollten Sie sie direkt in die Apfelschale legen. Allerdings ist es ratsam, den Weichheitsgrad der Avocado regelmäßig zu überprüfen. Das Ethylen des Apfels kann den Reifeprozess so stark befeuern, dass die Avocado hinüber ist, ehe man sichs versieht.

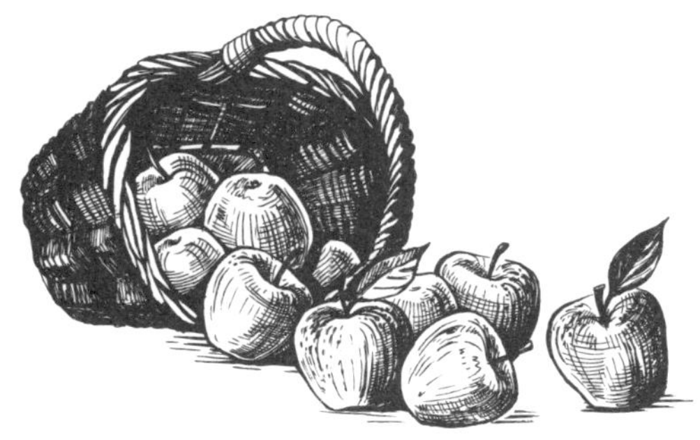

DIE INDUSTRIELLE LAGERUNG

Im Erwerbsobstbau werden Äpfel abhängig von der angestrebten Vermarktung geerntet und gelagert.

ANGEPASSTE ERNTEZEITEN

Die Faustregel lautet in etwa: Äpfel, die man nicht lagern, sondern im Herbst in den Handel bringen möchte, sollten möglichst lange am Baum hängen, damit sie ihre Geschmacksstoffe maximal ausprägen können. Sorten, die länger gelagert werden sollen, werden hingegen so früh wie möglich geerntet.

Es gibt für jede Apfelsorte – entsprechend dem Standort und seinen klimatischen Bedingungen – ein Zeitfenster, in dem die Äpfel geerntet werden können. Will man sie noch bis Ende Mai oder Anfang Juni ausliefern, werden sie im Rahmen des vorgesehenen Zeitfensters so früh wie möglich geerntet und eingelagert.

Für die Obstbauern hat das folgenden Vorteil: Der Reifegrad des Apfels ist noch nicht so weit fortgeschritten, und die weitere Reifung kann durch entsprechende Lagerbedingungen so weit hinausgezögert werden, dass der Apfel sehr lange frisch bleibt. Das können – je nach Sorte – gut und gerne neun Monate sein.

STEUERUNG DER NACHREIFE

Man muss sich das in etwa wie folgt vorstellen: Der Apfel atmet gewissermaßen, und zwar wie wir Menschen, Sauerstoff ein und Kohlendioxid aus. Dabei werden sowohl Säuren als auch Zucker abgebaut. Weil der Zuckergehalt deutlich höher ist als der Säuregehalt, bringt die Nachreife irgendwann süße Äpfel mit wenig Säure hervor.

Je länger die Lagerzeit, desto mehr verliert der Apfel an Säure und damit an charakteristischer Struktur. Unterstützt werden diese Abbauprozesse durch das Reifehormon Ethylen.

Die Stickstoff-Methode

In modernen CA-Lagern (CA steht für *Controlled Atmosphere,* also geregelte Atmosphäre) wird der Luft Sauerstoff entzogen und durch Stickstoff ersetzt, wodurch die Abbauprozesse unterdrückt beziehungsweise stark eingeschränkt werden.

Die Temperatur liegt in solchen Lagern bei 1 bis 3 Grad, die Luftfeuchtigkeit bei 92 bis 95 Prozent.

Solche Lagerbedingungen verringern auch die Einflussnahme von Ethylen, was wiederum dazu führt, dass die Äpfel länger fest beziehungsweise knackig bleiben. Das Reifehormon regt unter anderem zellwandabbauende Enzyme an, was mit einem Verlust an Festigkeit einhergeht und die Äpfel weicher oder mürber werden lässt. Da die Konsumenten heutzutage jedoch großen Wert auf knackige Äpfel legen, wird der Einfluss von Ethylen nach allen Regeln der Kunst eingeschränkt.

Verzögerte Nachreifung durch SmartFresh™

Eine relativ neue Methode, um das Wirken von Ethylen und den damit einhergehenden Alterungsprozessen von Äpfeln zu minimieren, ist der Einsatz des Wirkstoffs 1-Methylcyclopropen, der unter dem Markennamen SmartFresh™ vermarktet wird. Dieser Wirkstoff dockt quasi an die für Ethylen vorgesehenen Rezeptoren der Zellmembran an und verhindert so, dass Ethylen sich festsetzen und in der Zelle wirken kann. Der Apfel wird in eine Art Dornröschenschlaf versetzt, aus dem er irgendwann frisch und saftig erwacht.

Im Laufe der Lagerung wird 1-Methylcyclopropen abgebaut, das Ethylen kann wieder andocken und seine Arbeit verrichten, mit der Folge, dass die Reife- und Abbauprozesse allmählich wieder in Gang kommen.

Professor Dominikus Kittemann von der Hochschule Weihenstephan-Triesdorf, der mehrere Studien zum Einsatz von 1-Methylcyclopropen verantwortet hat, erklärte mir, dass dieser Wirkstoff bei Auslieferung der damit behandelten Äpfel an den Handel nicht mehr nachweisbar sei.

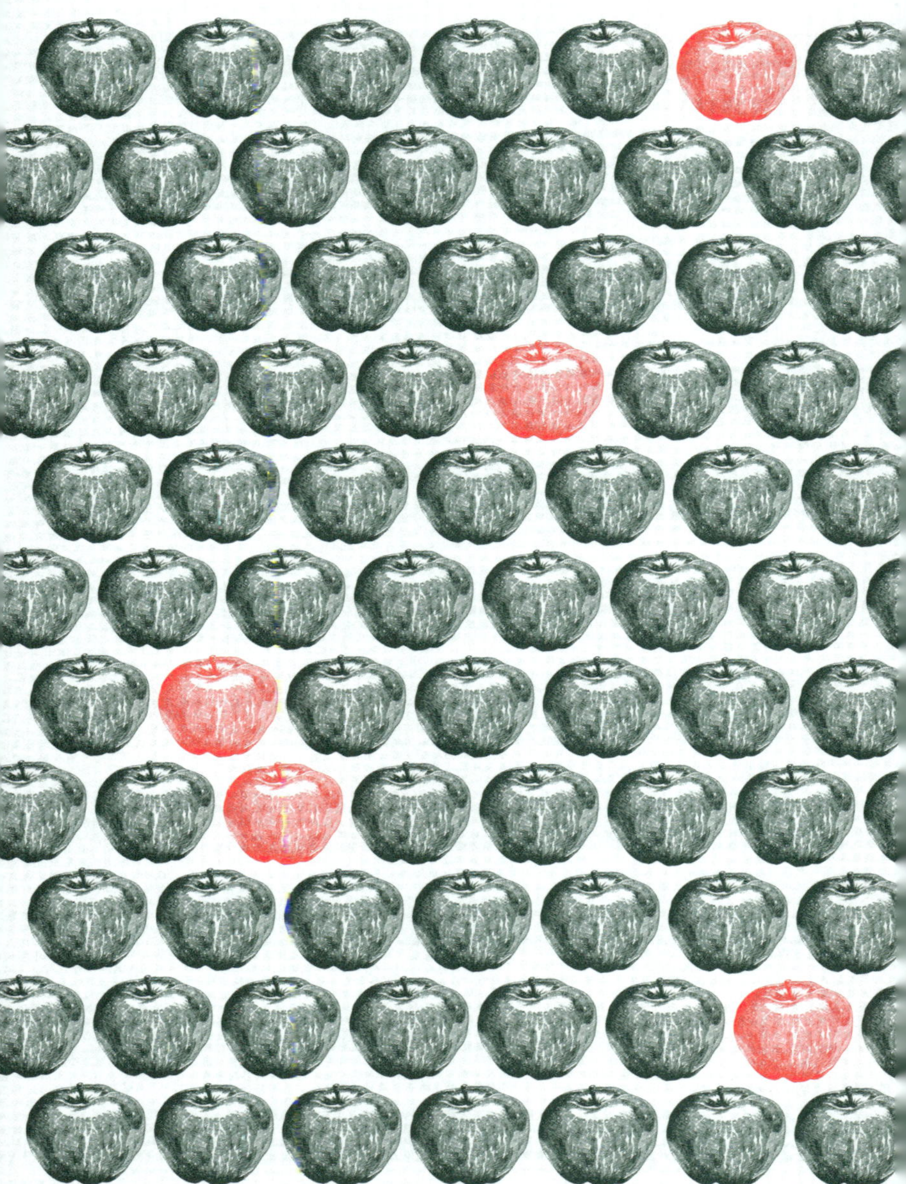

In Deutschland ist 1-Methylcyclopropen zugelassen, allerdings nur für konventionelle Ware. Bioäpfel dürfen nicht damit behandelt werden. Da es keine Deklarationspflicht für den Einsatz von SmartFresh™ gibt und man einem Apfel nun mal nicht ansieht, ob und womit er behandelt wurde, sei so viel gesagt: Die Wahrscheinlichkeit, einen mit diesem Ethylenblocker behandelten Apfel zu erwischen, ist am größten, wenn man Importware, vor allem aus Übersee, kauft.

Auf den Punkt gebracht

Vielleicht sollte man sich gelegentlich die Frage stellen, ob man im Juni unbedingt Äpfel essen muss, wenn heimische Erdbeeren und andere leckere und gesunde Obstsorten reif sind. Gleiches gilt im Umkehrschluss für Erdbeeren, die im Winter in unseren Geschäften ausliegen, wenn eigentlich Äpfel vorrätig wären. Dass solche Früchte aus Afrika oder Südamerika eingeflogen beziehungsweise angeschippert werden, spricht auch nicht unbedingt für ihren Kauf. Aber der Kunde bekommt, was er begehrt.

Wer im Sommer makellose und knackige Äpfel essen will, sollte jedenfalls nicht mit unbehandelten Früchten rechnen.

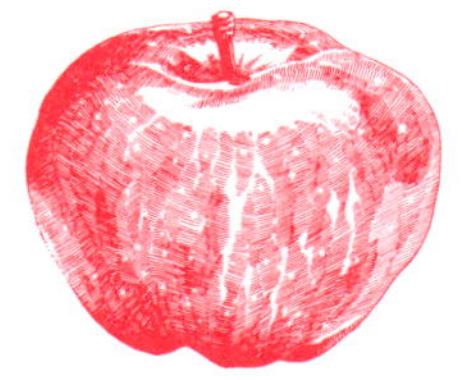

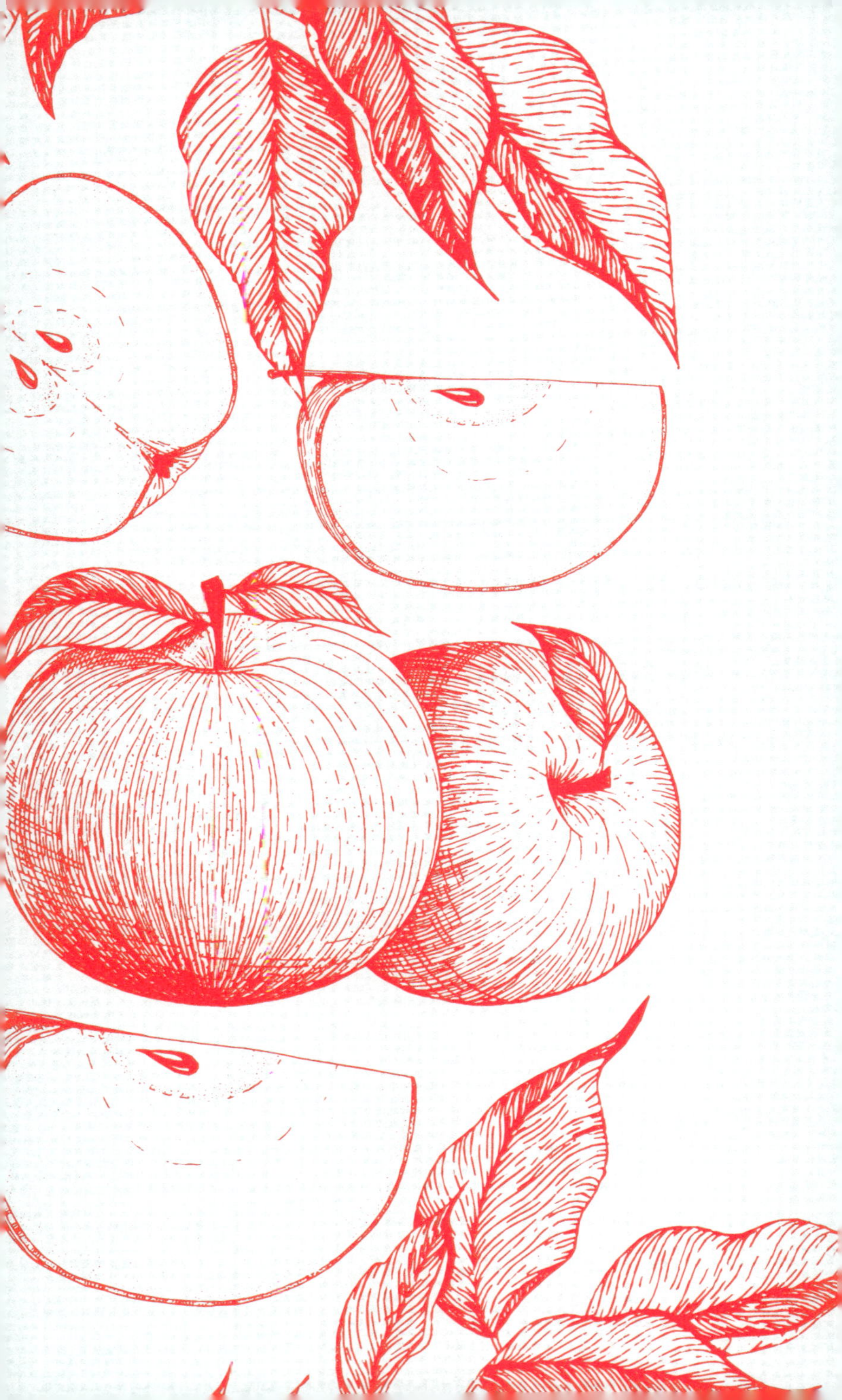

DAS KULINARISCHE APFEL-FINALE

Süße Glanzlichter der Apfelküche

Zum krönenden Abschluss dieser Apfel-Apotheke habe ich noch zwei Schmankerl für Sie. Sternekoch Steffen Metzger hat in seine Schatzkiste gegriffen und die Zauberformel für eine Dessertvariation preisgegeben, die lauter gesunde Zutaten enthält und mit der Sie bei Ihren Lieben und Ihren Gästen glänzen werden. Den Kontrast dazu liefert Mariele Simon. Sie hat mir freundlicherweise ein bodenständiges Rezept überlassen, das ich Ihnen nun als Erstes vorstellen möchte.

APFELSPEZIALITÄT AUS DER LANDFRAUENKÜCHE

Mariele hat dieses Rezept im Landfrauenbund kennengelernt. Die dort organisierten Bäuerinnen tauschen alte Rezepte und Rezepturen aus, auf dass sie künftigen Generationen erhalten bleiben.
Ich kannte Äpfel in vielerlei Verarbeitung. Aber Apfelknödel waren mir bislang neu. Probieren Sie es aus. Die Knödel eignen sich als Nachtisch oder als Hauptmahlzeit morgens, mittags zum Kaffee oder als Abendmahl. Ich habe sie zubereitet, und ich kann Ihnen sagen: Sie schmecken großartig, und ich habe mich in Omas Küche zurückversetzt gefühlt. Ein Essen aus der guten alten Zeit. Ich wünsche einen guten Appetit!

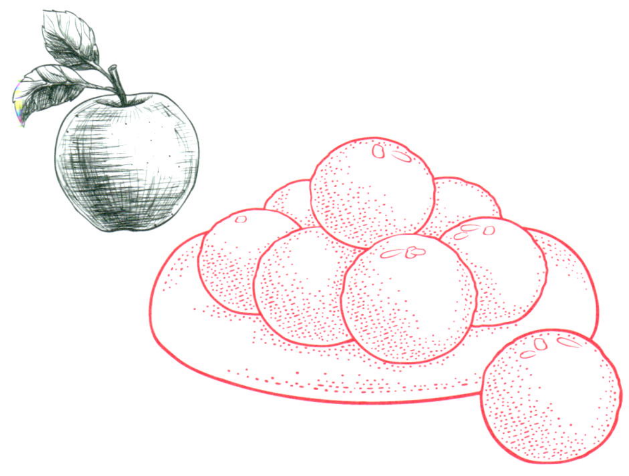

Apfelknödel

Zutaten:

500 g Äpfel
½ Zitrone
30 g Butter
40 g Zucker
3 Eier
½ TL Zimt
400 g Weizen- oder Dinkelmehl (feines Mehl der Typenklassen 405–550)
½ TL Backpulver
8 EL Milch oder saure Sahne
Butter, Zucker und Zimt zum Servieren
Ein großer Topf von ca. 5 Liter Fassungsvermögen, um die Knödel frei schwimmen zu lassen

Zubereitung:

1. Die Äpfel schälen, von Kerngehäuse, Blüte und Stiel befreien und fein reiben. Mit Zitronensaft beträufeln, verrühren und abgedeckt ruhen lassen.
2. Butter, Zucker und Eier schaumig rühren und den Zimt zugeben. Mehl, Backpulver und Milch beziehungsweise saure Sahne (Zimmertemperatur, nicht frisch aus dem Kühlschrank) zugeben und glatt rühren. Zum Schluss die Äpfel unterheben.
3. Mit einem Esslöffel den Teig abstechen. Der Form nach sind es weniger Knödel als große Nocken.
4. Wasser zum Kochen bringen und die Knödel vorsichtig einlassen. Ganz kurz aufkochen, dann die Temperatur zurückdrehen, sodass die Knödel langsam vor sich hin ziehen. Wenn die Knödel aufsteigen, sind sie gar.
5. Zum Servieren Butter zerlassen und leicht anbräunen, über die Knödel geben, nach Geschmack mit Zucker und Zimt bestreuen.

DESSERT-ENSEMBLE VOM STERNEKOCH

Und hier kommen nun die Orginalrezepte des Sternekochs Steffen Metzger. Gestalten Sie für Ihre Gäste attraktive Dessertteller mit sechserlei Köstlichkeiten:

- Apfelkugeln mit Bratapfelcreme
- Zimtparfait
- Vanillecreme
- Mandel-Crumble
- Marzipaneis und
- Karamellcreme

Die Zutaten sind jeweils für sechs Portionen berechnet.

Apfelkugeln mit Bratapfelcreme

Zutaten:
6 Äpfel Roter Boskoop
0,4 l Apfelsaft
Butter
Zimt
Zucker

Zubereitung:
1. Äpfel schälen und mit einem Kugelausstecher 12 Kugeln ausstechen.
2. Kugeln mit etwas Apfelsaft vakuumieren (alternativ in einen wasserdichten Beutel geben) und bei 90° im Wasserbad 15 Minuten garen. Nicht übergaren! Am besten kurz aufkochen und dann ziehen lassen.
3. Für die Bratapfelcreme die übrig gebliebenen Apfelstücke mit etwas Butter in Alufolie wickeln.
4. 35 Minuten bei 150° im Ofen garen.
5. Fein mixen und mit etwas Zucker und Zimt abschmecken.

Zimtparfait

Zutaten:

2 Eier
45 g Zucker
5 g Zimt (Ceylon-Zimt)
2 Blatt Gelatine
175 g weiße Schokolade
450 g süße Sahne

Zubereitung:

1. Eier mit dem Zucker und Zimt kalt aufschlagen.
2. Gelatine einweichen und im Topf auflösen.
3. Schokolade schmelzen.
4. Beides zur Eimasse geben.
5. Geschlagene Sahne unterheben.
6. Die Masse in längliche Streifen auf ein Backpapier spritzen.
7. 3 bis 4 Stunden einfrieren.

Vanillecreme

Zutaten:

1 Vanilleschote
25 g Eigelb
35 g Zucker
2 Blatt Gelatine
250 g Crème double

Zubereitung:

1. Eigelb, Zucker und Vanille über einem Wasserbad warm rühren.
2. Eingeweichte Gelatine zugeben.
3. Crème double steif schlagen und unterheben.

Mandel-Crumble

Zutaten:

75 g Mandelgrieß (fein gemahlene Mandeln)
95 g Mandeln, fein gehackt
95 g weiche Butter
95 g Zucker
95 g Mehl
7,5 g Salz

Zubereitung:

1. Alle Zutaten gut vermengen.
2. 8 bis 10 Minuten bei 180° backen.

Marzipaneis

Zutaten:

150 g Marzipan
250 ml Milch
175 g Sahne
175 g Zucker
175 g Eigelb

Zubereitung:

1. Alle Zutaten im Topf aufkochen und das Eigelb zugeben.
2. Passieren und in der Eismaschine gefrieren lassen.

Karamellcreme

Zutaten:
1 Dose Kondensmilch
Zucker

Zubereitung:

1. Gezuckerte Kondensmilch ca. 3 Stunden kochen lassen.
2. In Eiswasser abkühlen.
3. Zum Schluss glatt rühren.

Und so richten Sie das Dessert an

Auf einen Teller einen Strich Karamellcreme geben, darauf etwas Vanillecreme. Mit Mandel-Crumble bedecken. Die Apfelkugeln und das Zimtparfait anlegen und eine Nocke Marzipaneis zugeben. Zum Schluss die Bratapfelcreme dazwischen tupfen.
Wir wünschen einen guten Appetit!

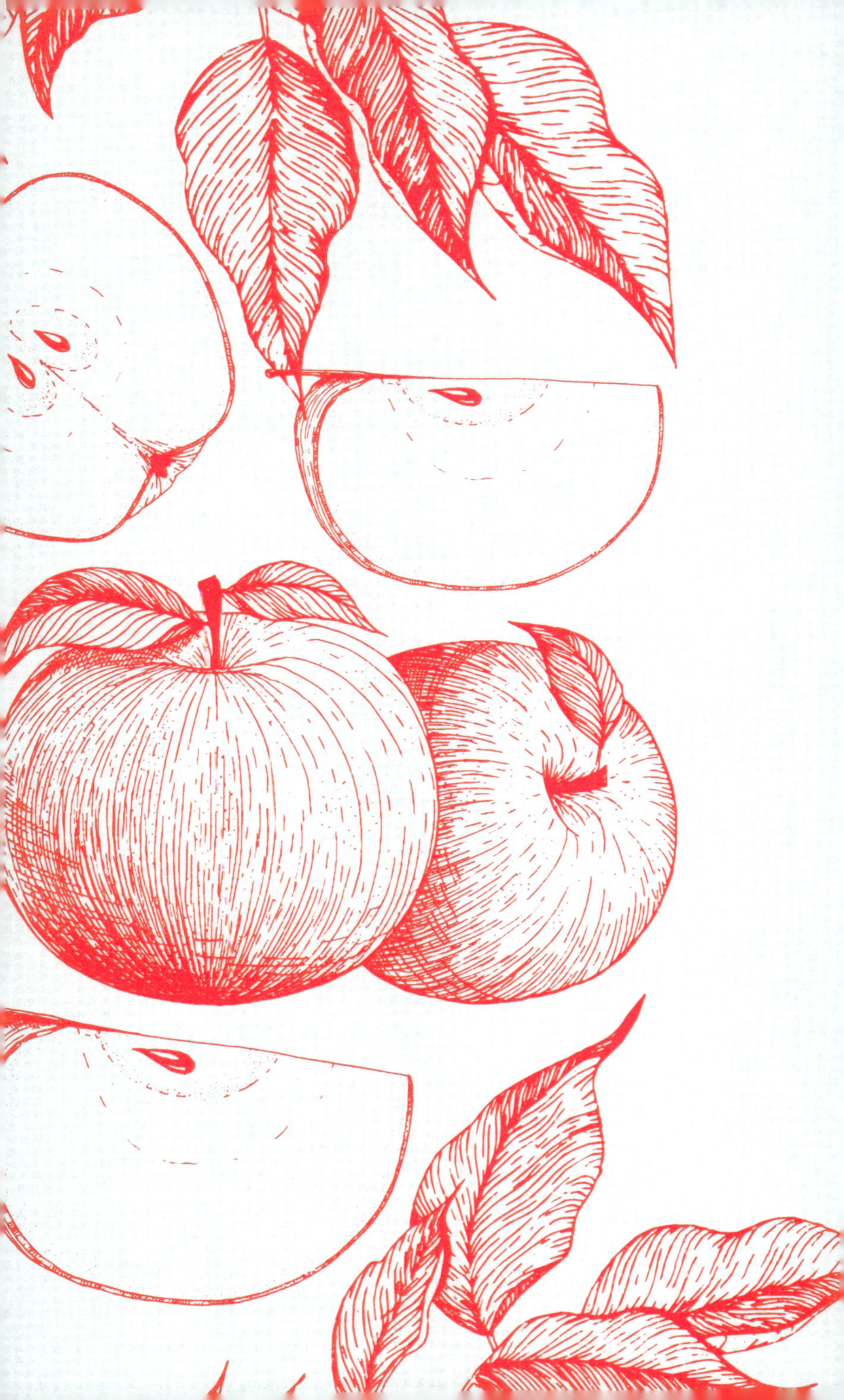

ANHANG

BEZUGSADRESSEN

ECKART BRANDTS EMPFEHLUNGEN FÜR ALTE APFELSORTEN IN DEUTSCHLAND

06369 Porst bei Köthen/Anhalt, *Torsten Ruppert,* Tel.: 03496/217072 (nach Absprache Verkauf alter Sorten)

09355 Gersdorf (Erzgebirge), Erlbacher Str. 6, *Biohof Kretzschmar,* Tel.: 0172/7970661, E-Mail: sarahkretzschmar@web.de (Hofladen bei Chemnitz)

10781 Berlin, *Apfelgalerie Schöneberg,* Caty Schernus, Goltzstraße 3, Tel.: 030/44705630, E-Mail: info@apfelgalerie.de, www.apfelgalerie.de (viele alte und neue Apfelsorten, ganzjährig Obst und Gemüse aus Brandenburg)

16321 Rüdnitz, *Olaf Willert,* Schäferei und Obstbau, Tel.: 0172/8095072 (Marktstände in Berlin)

19055 Schwerin, *Hof Medewege,* Hauptstr. 16, Tel.: 0385/5918929, www.hof-medewege.de (Hofladen, Demeter-Qualität)

21712 Großenwörden, *Boomgarden-Projekt,* Eckart Brandt, Tel.: 04775/538, E-Mail: info@boomgarden.de, Internetshop: www.boomgardenshop.de (Marktstände auf Apfelmärkten in Norddeutschland, in der Apfelsaison Marktstand vor dem Hamburger »Chilehaus«, ganzjährig auf dem »Schafmarkt« in Buxtehude-Altkloster, Bio-Qualität)

24223 Schwentinental-Raisdorf bei Kiel, *Obstquelle Schuster,* Rastorfer Mühle 3, Tel.: 0172/4107975, E-Mail: doris@obstquelle.de (Hofladen)

26725 Emden, *Ökowerk Emden,* »Pomarium frisiae«, Kaierweg 40a, Tel.: 04921/954023, E-Mail: info@oekowerk-emden.de (Verkauf von Früchten aus dem Sortengarten auf vor Ort stattfindenden Veranstaltungen)

29485 Lemgow/Wendland, *Hof Lachapfel,* Fam. Michels/Lühmann, Tel.: 05883/456, E-Mail: webmaster@lachapfel.de (Verkauf ab Hof nach Absprache, Demeter-Qualität)

33615 Bielefeld, *Obst-Arboretum,* H.-J. Bannier, Dornberger Str. 197, Tel.: 0521/121635, E-Mail: alte-apfelsorten@web.de (Hofladen, Bio-Qualität)

34260 Kaufungen, *Obstmanufaktur,* Kirchweg 1, Tel.: 05605/800737, E-Mail: epost@obstmanufaktur.com (Hofladen, nach Absprache)

38154 Königslutter, *AG Streuobstinitiative ASt e. V.,* S. Fortak, Tel.: 05365/2430, E-Mail: fortak@ag-streuobst.de (in der Obstsaison Obst von der Streuobstwiese, viele alte Sorten)

48145 Münster, *NABU Münster,* K. Rietman, Tel.: 0175/9593314, www.nabu-muenster.de/streuobst-auf-dem-wochenmarkt (in der Apfelsaison Marktstand auf dem Wochenmarkt Domplatz in Münster)

59427 Unna-Stockum, *Stockumer Hofmarkt,* Wolfgang Behmenburg, Stockumer Dorfstr. 24, Tel.: 0177/7747291, E-Mail: wsjca.behmenburg@t-online.de (Hofladen, Bio-Qualität)

71229 Leonberg, *Bernhard Wanzki,* Tel.: 07152/6852, E-Mail: b.wanzki58@aol.com (Marktstände)

92536 Pfreimd, *H.-M. Pirtsch,* Tel.: 09606/914263, E-Mail: hans.pirtsch@gmx.de (Ökokisten)

93087 Alteglofsheim, *Alfons Filzer,* Tel.: 09453/996499 (Hofladen)

93352 Rohr/NB, *Bio-Streuobsthof Stöckl,* Tel.: 08783/679, E-Mail: bio.stoeckl@gmx.de (Marktstände)

99518 Bad Sulza/OT Kleinromstedt, *Obstwiesenhof Johannes Köhler,* Am Dorfteich 11, Tel.: 036425/20787, Fax: 036425/20788, E-Mail: la-manufactura@gmx.de (Hofladen/Hofverkauf)

WEITERE BEZUGSQUELLEN

Oftmals stehen noch Obstbäume mit interessanten alten Sorten »herrenlos« an alten (Feld-)Wegen und können dort kostenlos abgeerntet werden. Zu finden sind viele von ihnen unter www.mundraub.org

Bei der Suche nach alten Apfelsorten weiterhelfen können auch die Regionalvertreter des Vereins, der sich um die Erhaltung der alten Obstsorten kümmert, der *Deutsche-Pomologen-Verein:* www.pomologen-verein.de

Auch der *BUND Lemgo* hat Bezugsquellen für alte Apfelsorten aufgelistet. Die Adressen werden regelmäßig aktualisiert und sind zu finden unter https://www.bund-lemgo.de/bezugsquellen-alte-obstsorten.html

Ein weiteres Register, das der *BUND Lemgo* bereitstellt, beinhaltet Baumschulen, die alte Apfelsorten ziehen – für all jene unter Ihnen, die sich mit dem Gedanken tragen, selbst Apfelbauer zu werden: https://www.bund-lemgo.de/bezugsquellen-alte-obstsorten.html

HERSTELLER VON APFELERZEUGNISSEN

Und dann haben wir noch eine kleine Übersicht für Sie zusammengestellt mit Herstellern, bei denen Sie vom Apfelsaft über Apfelgelees und Apfelringen bis hin zum Cidre zahlreiche Apfelerzeugnisse beziehen können.

Sepp'n-Bauer, Alois Simon, Rottauer Str. 72a, 83233 Bernau;
Tel.: 08051/96172-22, Fax: 08051/96172-30,
E-Mail: info@seppenbauer.com, www.seppenbauer.com
Produkte: u. a. Apfelsaft, Apfelmost, Apfelchips, Apfelbalsamessig,

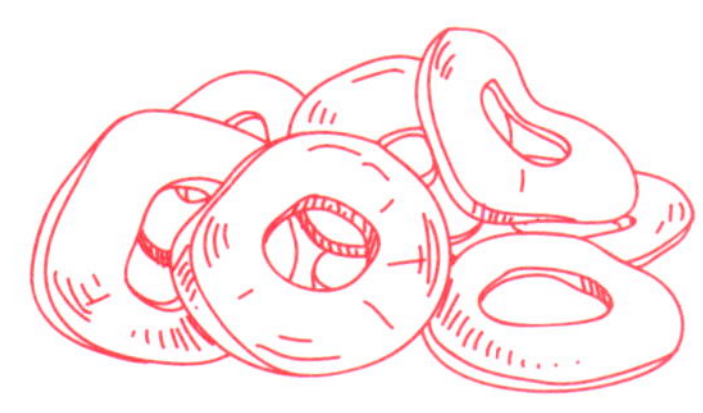

Apfelgriebenschmalz, Apfelgelee, Apfelmus, Apfelkompott mit Ingwer, Apfelkuchen, Apfelstrudel, Apfelkücherl, Apfelknödel, Apfelkekse, Bratäpfel, Apfelwein, Apfelcidre, Obstler (Apfel und Birne).

Wunderapfel, Mirjam Koslowski,
Wilhelm-Leuschner-Str. 81, 64823 Groß-Umstadt; Tel.: 0 60 78/96 70 37,
E-Mail: info@wunderapfel.de,
www.wunderapfel.de
Produkte: Apfelwein, Apfellikör, Apfelsekt, diverse Apfelbrände, Apfelbrotaufstriche, Apfel-Chutneys, Apfelsenf.

ProLubium GmbH, Dr. Barbara und Michael Kollenda,
Romanstraße 64, 80639 München; Tel.: 0 89/32 60 89 42,
E-Mail: info@prolubium.de, www.prolubium.de
Produkte: Hochwertiger Apfelsaft aus garantiert ungespritzten Äpfeln ausschließlich alter Sorten.

Huber Winklhof GbR, Winkl 1, 84189 Wurmsham;
Tel.: 0 87 45/5 66, E-Mail: huber@winklhof.de,
www.winkelhof-natur.de
Produkte: u. a. Apfelsaft, Apfelchips, Apfelbalsamessig, Apfelgriebenschmalz, Apfeltee.

Obst Baumann, Wildbachstr. 2, Sonderriet, 97877 Wertheim,
Tel.: 0 93 42/47 53, Fax: 0 93 42/2 23 40, E-Mail: info@obst-baumann.de,
www.obst-baumann.de
Produkte: u. a. Apfelchips und Apfelgelee.

WEBADRESSEN DER EXPERTEN

Eckart Brandt: www.boomgarden.de

Dr. Matthias Riedl: www.ernaehrungsdoc-matthias-riedl.com, www.medicum-hamburg.de

Dr. Huschang Saidi: www.dr-saidi.de

Sabine Saidi: www.mbsr-nettetal.de

Peter Schultes: www.apomanum.de

Mariele Simon: www.seppenbauer.com

Hong Yang-Steger: www.muenchen-tcm.de

WEITERE WEBADRESSEN

Bayerisches Obstzentrum: u. a. Informationen über allergenarme Neuzüchtungen, www.obstzentrum.de

BUND Lemgo: www.bund-lemgo.de

BUND Lemgo: »Apfelsorten nach Vitamin-C-Gehalt gestaffelt«; PDF der Tabelle unter https://www.bund-lemgo.de/download/FB_A_pfel_Streuobstwiese_Vitamin_C-Gehalt_485.pdf

BUND Lemgo: »Verträglichkeit von Apfelsorten – eine Statistik«; PDF unter https://www.bund-lemgo.de/download/02_Apfelallergie_pdf_Sortenliste_2019_02.pdf

Deutsche Gesellschaft für Ayurveda (DGA): www.ayurveda.de

Tim Böhmer: »Unser Apfel: Masse statt Klasse?«; Video siehe https://www.youtube.com/watch?v=pIC28I9kuyg&t=2s

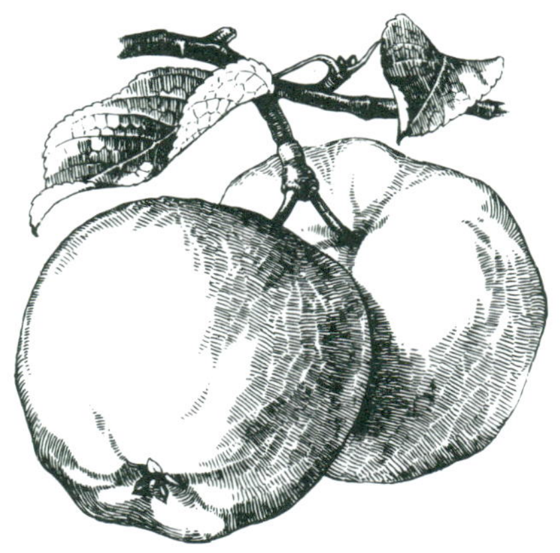

ÜBER DIE AUTORIN

Antje Maly-Samiralow, Jahrgang 1967, stammt aus Thüringen. Sie hat in München BWL studiert. Seit über zehn Jahren arbeitet sie als freie Autorin schwerpunktmäßig für den Bayerischen Rundfunk in München, überwiegend in den Bereichen Medizin und Wissenschaft.

Malte Rubach

Kaffee-Apotheke

Die Bohne für mehr Gesundheit

Kaffee macht gesund!

Die Kaffeebohne hält nicht nur wach, sie wirkt sich auch positiv auf Herz und Kreislauf, die Leber, die Nieren und die Verdauung aus. Ernährungswissenschaftler Dr. Malte Rubach verbindet in diesem Ratgeber das Wissen aus jahrtausendealter Kaffee-Tradition mit den neuesten Erkenntnissen aus der Forschung. Er erklärt die gesundheitlichen Vorteile der starken Bohne, räumt mit Kaffee-Mythen auf und zeigt, wie man die gesundheitsfördernden Eigenschaften am besten für sich einsetzt.

Mit Tipps zur Anwendung, neuesten wissenschaftlichen Ergebnissen und gesunden Kaffee-Zubereitungen.

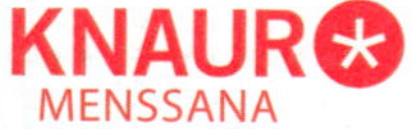

Dr. Vinod Verma

Die Ayurveda-Apotheke

Einfache Hausmittel für kleine Beschwerden

Heilen mit Ingwer, Zimt und Kardamom

Die international renommierte Ayurveda-Ärztin Dr. Vinod Verma stellt eine Hausapotheke mit ayurvedischen Kräutern und Gewürzen vor. Es werden nur Zutaten verwendet, die auch in der Küche benutzt werden und überall erhältlich sind. Mit den über 100 Heilrezepten lassen sich gängige Alltagsbeschwerden auf natürliche Weise heilen. Dazu gehören:

- Erkältungskrankheiten,
- Verdauungsprobleme,
- Hautkrankheiten,
- Kopfschmerzen oder
- Heuschnupfen.

Besondere Bedeutung haben Vorsorgeprogramme für Darm, Immunsystem und einen guten Schlaf, die im Ayurveda die Voraussetzung sind für eine stabile Gesundheit. Ein Extrakapitel bietet schnelle Hilfe bei Kinderkrankheiten. Ein praktisches Nachschlagewerk zur Selbsthilfe.

»Ein sehr praktisches Nachschlagewerk für gesundheitsbewusste Menschen, die durch fachgerechte Heilpflanzenanwendungen Unpässlichkeiten selbst therapieren wollen.« – *ORF Teletext*

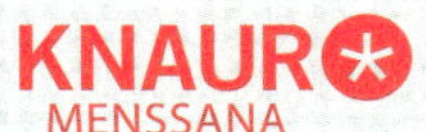

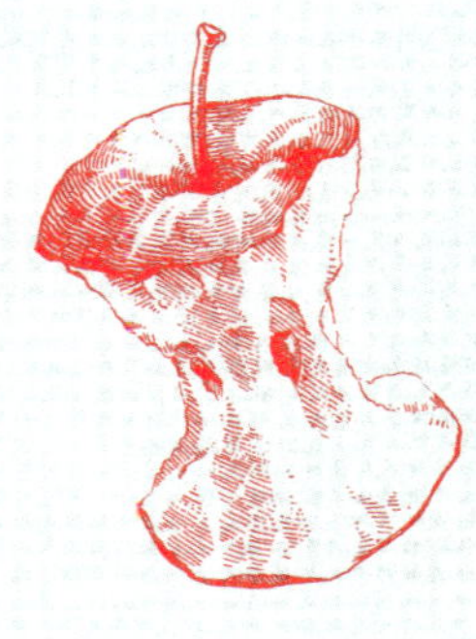

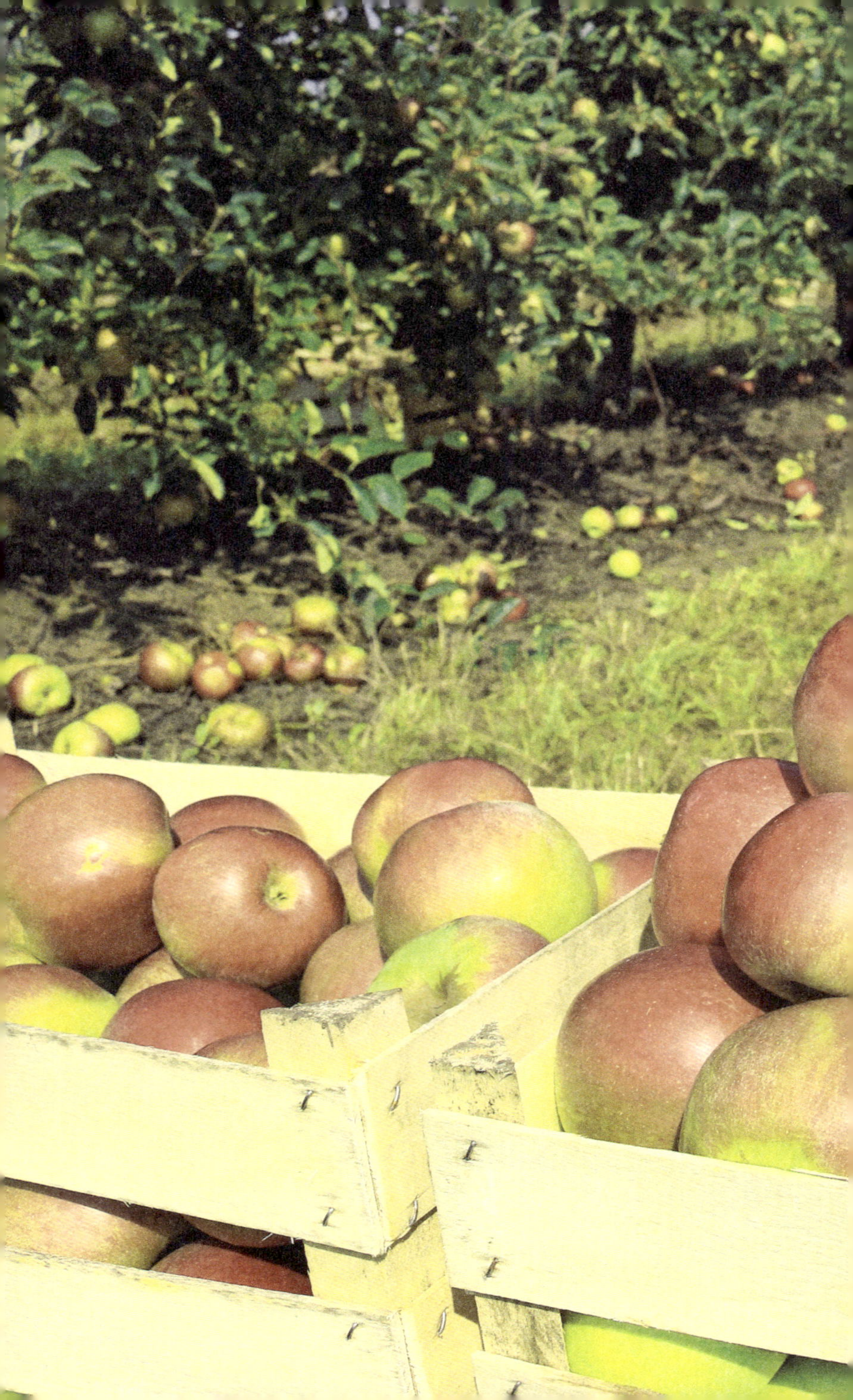